JN314269

不安脱出のための
フィト・アロマテラピー
CONTENTS 目次

はじめに …………………………………………………………… 8

I フランス式アロマテラピーについて …………………… 10
- フランス式アロマテラピーとは？ ………………………… 10
- パリの薬局で ………………………………………………… 11
- 日本の医療現場で …………………………………………… 14

II アロマコロジーについて ………………………………… 15
- 「アロマコロジー」とは心のためのアロマテラピー ……… 15
- こんなこと、ありませんか？心が求める植物 …………… 16
  1. 突然、強い不安に襲われる ―「パニック障害」……… 16
  2. 子供が巣立ってしまって、虚無感を覚える …………… 18
  3. 守ってほしい ～魔除けの香水～ ……………………… 19
  4. 新たなスタートを切りたい ……………………………… 21
  5. 地に足をつけて生きていきたい ………………………… 22

III こだわりコラム ………………………………………… 24
- ハーブティの品質 …………………………………………… 24
- ハーブティの楽しみ方 ……………………………………… 25
- 教室はどんな雰囲気 ………………………………………… 26
- J.F.A.Aパリセミナーについて …………………………… 27
- 南仏プロヴァンスのラベンダー …………………………… 29
- ローズダマスケナ …………………………………………… 31

IV 必読！フランス式アロマテラピーを行う上での基礎知識 …… 32
- 安全なアロマテラピーのルール …………………………… 32
- エッセンシャルオイル(精油)とは？ ……………………… 37
- 精油の特徴 …………………………………………………… 38

- ●精油の選び方 …………………………………………………………39
- ●精油の扱い方 …………………………………………………………39
- ●精油の化学 ……………………………………………………………40
- ●精油への誤解（注意事項） …………………………………………45
- ●なぜ品質が重要か ……………………………………………………46
- ●アロマテラピーを実践する前に ……………………………………46
- ●1本でも役立つ精油 …………………………………………………46

Ⅴ フランス式アロマレシピ集 …………………………………49

・自宅で ……………………………………………………………………49
1. 眠れない夜に（安眠ブレンドオイル） ………………………………50
2. あわてて家具にぶつかった（打ち身・ねんざ緊急オイル）………55
3. 今月もつらい痛み（月経痛ブレンドオイルとハーブティ）………57
4. 熱を伴う風邪（ブレンドオイルとハーブティ）……………………59
5. 頭皮のケアもアロマで（育毛トニック）……………………………63
6. 春になるとくしゃみ（花粉症ブレンドオイルとハーブティ）……65
7. どうしても予防したい老化（ローズダマスケナ＆乳香）…………68
8. 胸が張るような感じ…良くないサイン？ …………………………70
   （月経前の胸の痛みオイル）
9. 理想の身体に近付きたい（スリミングミルク）……………………72
10. 咳が止まらない（ジェル）……………………………………………74
＜自宅でのアロマ活用体験談＞ ………………………………………76
＜コラム＞免疫力を上げる ……………………………………………76

・職場／学校で ……………………………………………………………78
11. 集中しなきゃ…でも頭がズキズキ（頭痛ブレンドオイル）………79
12. 一点を見つめ続けて肩が固まる ……………………………………83
    （眼精疲労からの肩こりブレンドオイル）
13. なぜか胃がキリキリ（神経性胃炎ブレンドオイルとハーブティ）86
14. 冬、暖房の使い始めに気を付けましょう …………………………89
    （感染予防吸入用ブレンドオイル）

15. プールでうつるかも（しらみ対策シャンプー） ……………91
16. 夏、アロマでもできる制汗剤・消臭剤（シルクパウダー）……92
17. 手の美しい女性のために（お肌に優しいみつろうクリーム）……94
＜職場／学校でのアロマ活用体験談＞ ……………………97

・旅先で ………………………………………………………98
18. おいしくて食べ過ぎ（消化不良の時のハーブティ）……99
19. 慣れない場所でとたんにリズムがずれる …………100
　　（便秘用ブレンドオイルとハーブティ）
20. はめをはずして飲み過ぎ（肝臓のドレナージュオイル）………102
21. 詰め込んだスケジュールで歩き過ぎ（筋肉痛ブレンドオイル）　105
22. 無かったことにしたい日焼け（植物原料100％化粧水）………107
＜旅先でのアロマ活用体験談＞ ………………………109

・看護・介護の現場で ……………………………………110
23. 介護には、かなり体力を使います（腰痛ブレンドオイル）……111
24. むくみには、やさしいリンパドレナージュ（ブレンドオイル）　114
25. フットタッチ・ケア ………………………………116
26. 大事な歯を守るために（歯肉炎ブレンドオイル）……………122
27. 「あれ」が出てこない…（記憶力ヘアトニック）……………124
28. 頑固な冷えに（血行促進オイル）…………………………126
＜看護・介護現場でのアロマ活用体験談＞ ……………128

【巻末資料1】フランス式フィト・アロマテラピーの講座 …………134
【巻末資料2】植物油・芳香蒸留水・基剤一覧 …………137
【巻末資料3】品質の確かなものを使いましょう …………142
精油インデックス ……………………………………143

　本書は医学書ではありません。様々な精油、ブレンドレシピ、ハーブの特徴と、皆様の個人的な体験談をご紹介させて頂きましたが、ここに書かれている効用などは一般的なもので、特定の個人や状況に向けたものではありません。どのような植物の成分も、食用、内用、外用を問わず一部の人にアレルギーを生じさせる可能性があります。
　妊娠中の方、病気治療中の方、身体の調子が気になる方は事前に医師にご相談下さい。著者および出版社は精油、ハーブ、その他の基材を使って生じた障害、外傷、その他について、一切責任を負いません。

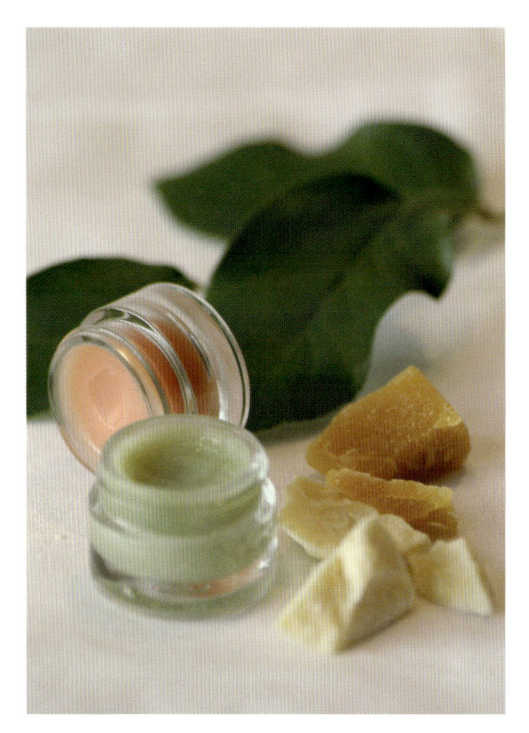

みつろう・カカオ脂・植物油・精油だけで作った自分だけのハンドクリーム・リップクリーム

赤：セントジョーンズ油使用
緑：ジャーマンカモマイル精油使用

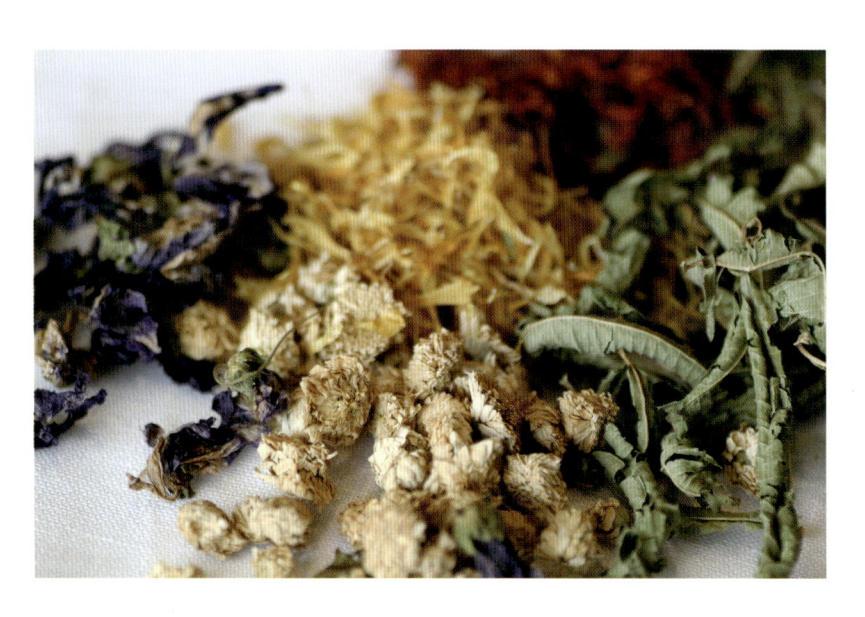

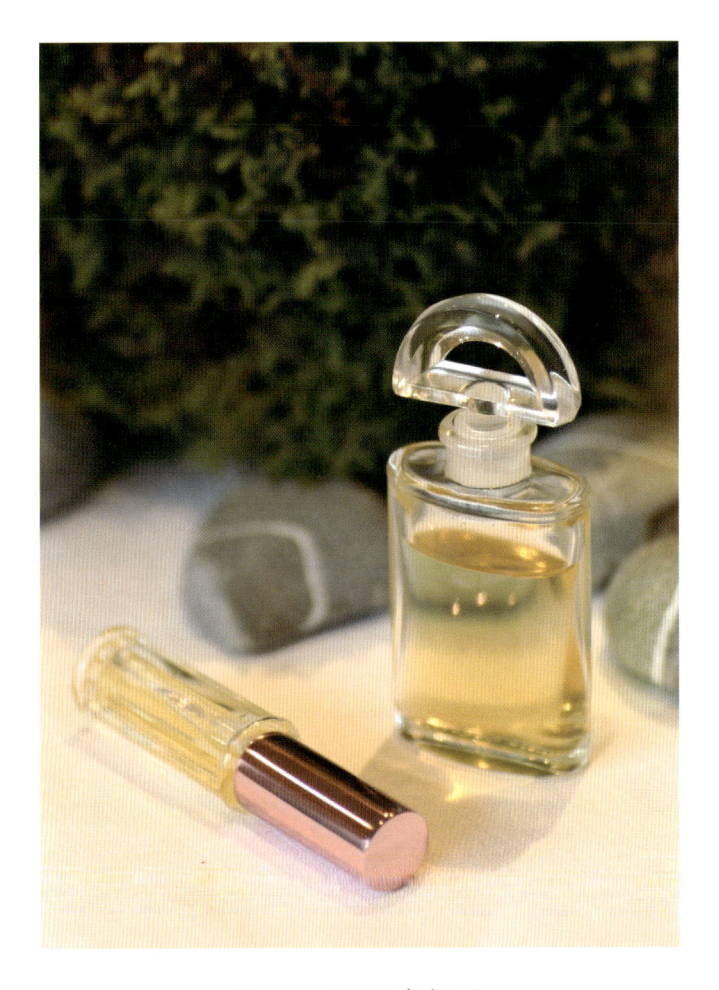

ヨーロッパでは古くから
災害などから身を守るために
ハーブを使っていました。
（p.19 魔除けの香水）

〜 パリの BIO マルシェで 〜

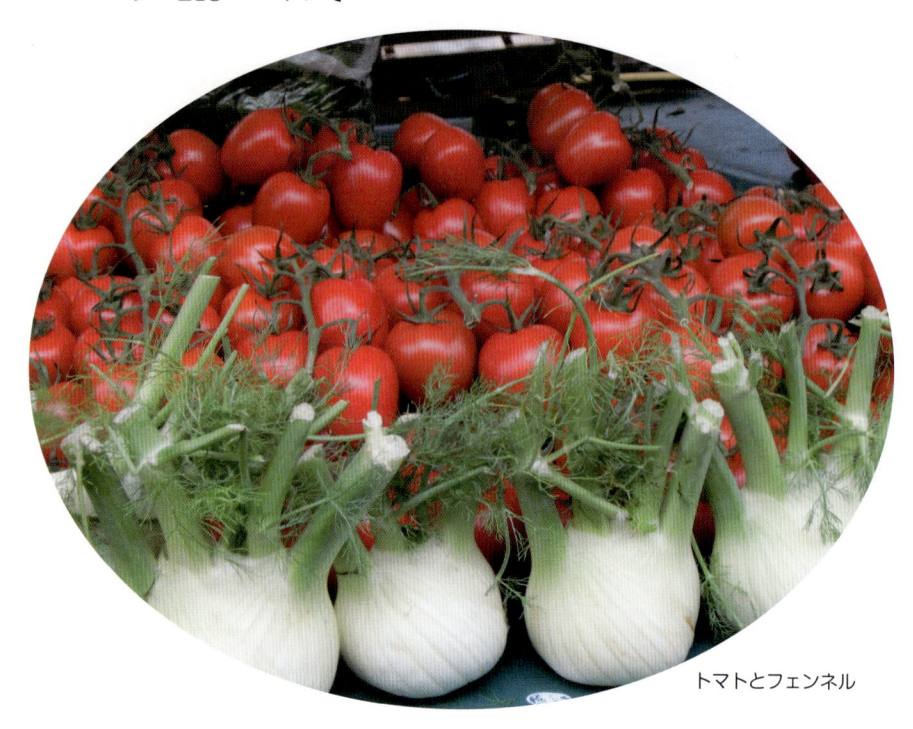

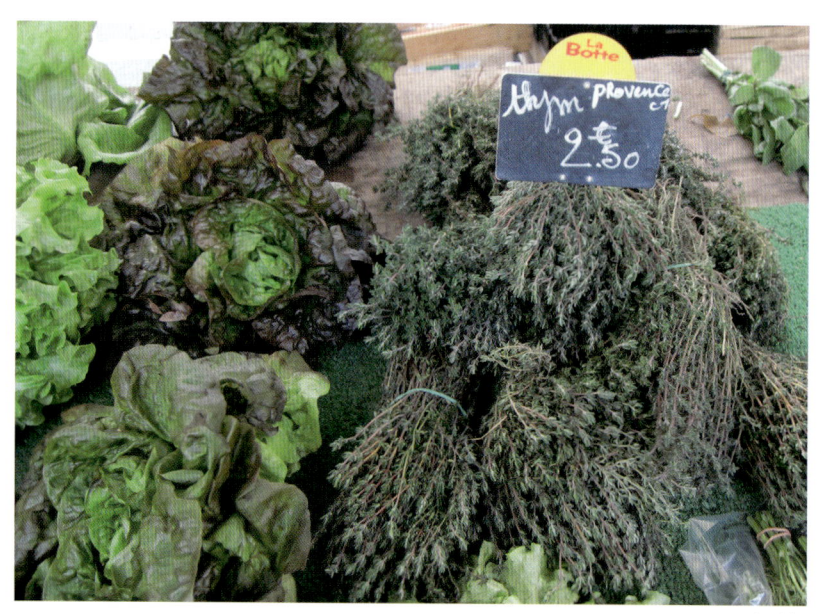

トマトとフェンネル

タイム

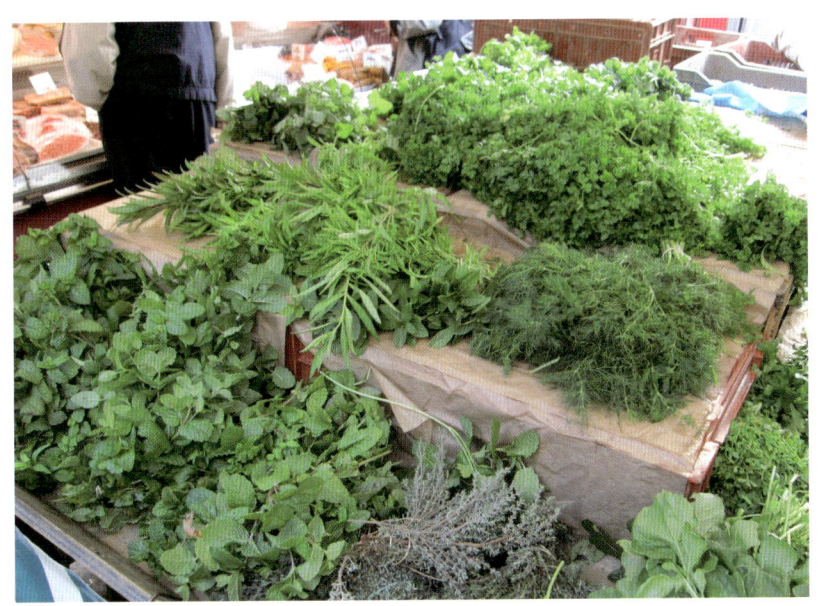

いろいろなハーブ

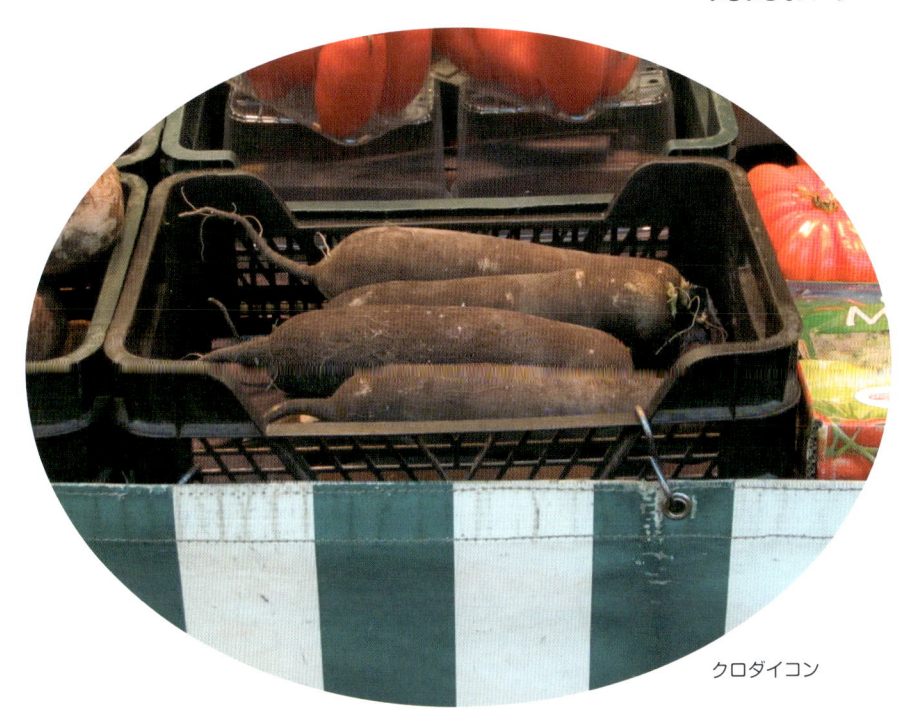

クロダイコン

＊＊＊はじめに＊＊＊

　2001年、縁あって「マダムわかこの使えるアロマレシピ」を出版してから10年が過ぎました。現在日本では環境のためのアロマテラピーと、自分や身近な方々の諸症状を緩和するセルフケアとしてのアロマテラピーが発展しつつある中、本書では当協会の講座にご参加頂いている多くの方々の体験談や、看護・介護事例などに役立った好評なレシピを中心に構成しました。

　特定非営利活動法人日仏フィト・アロマテラピー協会は、アロマテラピーや植物療法の利用に関わる情報の共有と、フランスと日本の医療・福祉などを含めた生活文化の交流を目的として設立され、2001年フランス・パリ支部もアソシアシオン（Association 非営利法人）として正式に申請認可されました。日本とフランスでのセミナー等により、確かな知識を基盤とした実践を通し、両国における自然代替療法の普及と指導者の育成に努めています。

　これまで十数回に及ぶメディカルアロマテラピーセミナーをフランス・パリで開催してきました。アロマテラピーを含む自然代替医療を実践されている多くの著名な医師・薬剤師・研究者・施術家を講師としてお招きし、日本では知り得ない貴重な臨床の実績や、フランスの医療現場でのアロマテラピー実践方法を始め、フィトテラ

ピー・フットタッチケア・リンパドレナージュなど日本には無い特徴を持った医療文化や手技をご紹介してきました。

　フランスの自然代替医療の情報が少ない中で、私共主催のメディカルアロマテラピーパリセミナーや専門講座に参加された医療現場の方々の熱意ある取組みと、看護・介護の環境に合った活用方法が評価されています。現代の科学でも、精油に含まれる複雑な芳香成分の全ての働きを解明するには至っていませんが、むしろ各個人の実践的経験や、医療現場での臨床看護事例などの蓄積が、貴重な実践的エビデンスであろうと考えています。

　広くリラクゼーション文化としてのアロマテラピーが普及したものの、医療、福祉分野でのニーズに応え得る自然代替医療の一環としてのアロマテラピーは未だ日は浅く、十分な情報を迅速に入手できる現状ではありません。
　今日、私たちは抗生物質の耐性を持つウィルスにも悩まされていますが、精油など植物抽出成分も今後の医療に大いに役立つ選択肢ではないでしょうか。
　本書をお読み頂く方々の健康に、末永くアロマテラピーが役立ってくれる事を祈っています。

　　　　　　　　特定非営利活動法人　日仏フィト・アロマテラピー協会
　　　　　　　　　　代　表　若子 あや子

I フランス式アロマテラピーについて

● フランス式アロマテラピーとは？

　アロマテラピーが一般的に楽しまれるようになった昨今、「アロマテラピー」という言葉から人々がイメージするものも多様になっています。
誰でも気軽に始められるアロマテラピーとして芳香浴があり、デパートや雑貨店では芳香浴グッズが多く見られます。またホテルや街中のエステサロンではアロマテラピートリートメントが人気なのではないでしょうか。
リラクゼーションのための選択肢として一般家庭にまでアロマテラピーが定着し、手頃な価格で誰にでも精油やグッズが手に入るようになりましたが、実はフランスの医療現場では本来「アロマテラピー」とはかなり厳密な使い方が求められる治療手段の一つなのです。
そんな「フランス式アロマテラピー」とは何かをご紹介致します。

フランス発祥のアロマテラピーは1930年頃化学者 R.M. ガットフォッセが偶然の事故により改めてラベンダー精油の治療特性に気づき発表した"アロマテラピー"という医学論文に端を発し、研究が重ねられ、臨床的な実践が蓄積されました。
また戦地での感染や傷病治療に精油を活用した実績に基づき、研究を重ねた医師へと受け継がれ、自然代替医療分野で医師・薬剤師・研究者たちは、フランス国民の健康福祉を守る手段として、アロマテラピーを少しずつ自分たちの医療現場へと応用していきました。そして現在、フランスではアロマテラピーが治療方法のひとつとして非常に重要な位置を占めるに至っています。

フランス式アロマテラピーについて I

●パリの薬局で

　パリ支部長を務めるアラン・マルチノー氏は薬局の調剤責任者です。専門資格取得後もさらに上級の学校でフィトテラピー、アロマテラピーを学び、40年近く植物療法の処方箋に対応してきた大ベテランです。現在はパリの高級住宅街にある、植物療法の処方箋に対応する専門薬局で、調剤の全てを取り仕切っています。

　私共協会は10年以上に亘り、毎年彼らとパリセミナーを開催しながら、フランスの医療のためのフィトテラピー、アロマテラピーについて情報を得てきました。

　伝統的に使われてきたけれども効果が数字で検証されにくい植物療法を、近代医療と共存させているのがフランスの大きな特徴です。

　しかし化学物質を合成した医薬品と違い、原料植物が栽培・収穫される土地の気候や環境によって含まれる成分構成が変化する精油をどのようにして医療に活用するのでしょうか？

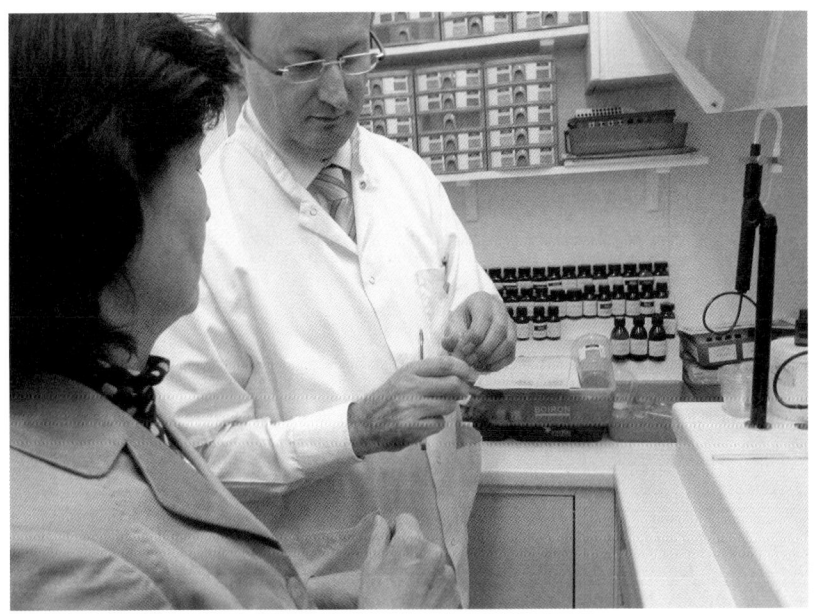

「パリの薬局にて 調剤説明を受ける」

フランスの医療現場のアロマテラピーで使用する精油は製薬会社などが管理・

I　フランス式アロマテラピーについて

　流通するわけですが、製品のロットごとに番号がふられ、成分分析が行われ、どのロットの精油はどの生産者から入荷されたもので、どの成分がどのくらい含まれているか、ということが把握されなくてはなりません。

　また調剤の原料として薬局に納入された精油は、ここでもまた生産国やロット、納入業者などが細かく管理されます。調剤に使われる際も必要な情報です。

　一つ一つの精油には、多い場合は100種類以上の成分が含まれます。各成分の種類や量によって、それぞれの精油に治療特性をもたらします。さらにその精油を複数組み合わせることで、体の状態に合わせた処方ができるのです。

　つまり医療のアロマテラピーにおいて最重要視されるのは含まれる成分なのです。そのためフランスの薬局で調剤に使われる精油は、そういった観点から、必要な成分が必要なだけ含まれているかをきちんと確認してから使用されます。

　どの成分がどのくらい含まれているのかは、ガスクロマトグラフィー・マススペクトロメトリーという機械・手法を使って分析します。ガスにした精油を特殊なカラムに通しながら、質量分析を使って成分を特定します。このプロセスを経る事で、それぞれの成分の含有率が分かります。しかし、100％すべてを特定することはできません。また自然から生まれた植物ですので、毎年同じような比率になるとは限りません。

　実際にアロマテラピーがフランスで医療に使われるにあたっては、日本で現在よく見られるような芳香浴はあまり用いません。精油を原料とした内服用の水剤、カプセル、点鼻スプレーやうがい薬、坐薬などに仕上げて患者さんに手渡されます。そして患者さんは、決められた用法・用量を守って、アロマテラピーの治療を受けるのです。

　治療に使われるのはアロマテラピーだけではありません。様々な方法で抽出された植物エキスのカプセル（カプセル原料は海洋ゼラチンです）などを用いるフィトテラピーもポピュラーな方法です。アロマテラピーの精油も同様ですが、薬局で植物療法の調剤を行うにあたって重要なのがトレーサビリティの徹底した管理です。

　調剤原料が製薬会社から到着する入口は、調剤室の一角に特別に設けられた一箇所のみで、そこでいつどんな原料が入荷したかを、ロットナンバー等を確認してその場でコンピュータを使って一括管理をします。

視察に行った際、調剤室で見かけたずらりと並んだ箱は、患者さんごとに振り分けられた処方箋対応ボックスで、処方箋のとおりにポコネオール（フランスの大手製薬会社が販売しているアマゾンの植物を使った植物薬）やフィトカプセル、オメオパチーなど、植物療法レシピが箱の中に準備されていくそうです。それらすべて、植物や基剤の品質にこだわったものなのです。

　協会スタッフも一度、パリ出張中に顔面麻痺に襲われた際にキエネ医師の診察を受け、植物療法のみの処方箋を頂きました。日本にいる時には、当然ながら自分で対処できない病気になれば日本の医療機関で受診し、普通の薬を処方されることに慣れている人間です。なおかつ初めて経験する顔面麻痺という症状ですから、予測不能な分不安感も大きく、水に数十滴落として飲むだけの無味無臭のポコネオールやオメオパチーでこの麻痺が治るのだろうか？？という気持ちが半分。それでも処方箋の指示通りに飲み続け、2〜3日経つ頃には少しずつ麻痺が薄れていく感覚と、「治っていく！」という感動があったとのことです。そしてキエネ医師の予想通り、2週間で完治しました。

　調剤室の原料を保管する棚の扉は引き戸ではなく観音開きになっています。引き戸にしてしまうと、レールにほこりや汚れが溜まりやすく、掃除しにくく、衛生的に良くないためです。
　どの扉を開けても、植物の濃縮粉末エキス、マザーチンキ、オメオパチー原料、薬局調剤品質の精油、オルガノテラピーの原料などなどが、ずらりと並び圧巻です。フロアを分けた別の部屋にも原料が並びます。
　この秘密の調剤室から、最新・植物療法レシピは発信されているのです。

●日本の医療現場で

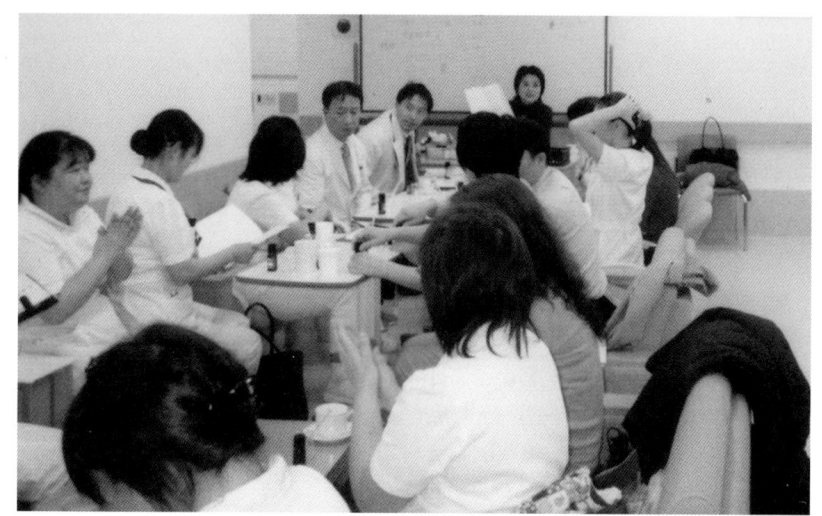

病院での講座風景

　私共は国内で、病院や医療関係者の間で適切なアロマテラピーが実践されるよう指導に尽力しております。これまでいくつかの総合病院の病棟内で、医師・看護師をはじめとする医療スタッフの方々にお集まり頂き、定期講座および集中講座でアロマテラピーの教育をさせて頂きました。アロマテラピーの基礎理論、正しい使い方について講義し、実際にアロマテラピーの実習では睡眠改善ブレンドオイル、痛み改善ブレンドオイルなどを作ります。ベッドサイドでのアロマテラピーの普及とその可能性について模索する機会として活かされています。そして学んで頂いた方々から、実際に現場で役立てて頂いております。

▼病院でのアロマテラピー教育実績：
愛知国際病院様、中部ろうさい病院様、名古屋掖済会病院様、豊田厚生病院様、公立陶生病院様など

II アロマコロジーについて

●「アロマコロジー」とは心のためのアロマテラピー

　匂いは感情的な経験・体験によって記憶された足跡に本能的に結びつけられています。匂いは嗅覚細胞によって信号で伝えられ、大脳辺縁系に記憶されストックされます。大脳辺縁系は人間の脳の一部で、感情や意識を支配しています。匂いは私達の過去に残された経験、体験に応じて脳で分析されます。

　香りの力は、鬱状態の人や不安症の人の、ネガティブな状態を改善する力、肉体的・精神的な能力を刺激する力を持っていると思われます。

　従ってアロマコロジーとは、肉体や精神に働きかけ、ストレスによる多くの病気を予防したり、生活をより快適にする為に精油の"香り"の使い方を研究して、調香する技術を学ぶことです。

　複雑化する社会で避けて通れないストレスは、身体の多くの組織やその機能に直接影響を与えることはよく知られています。ストレスや疲労のためのアロマテラピー（アロマコロジー）は崩れた心身のバランスを、嗅覚を通して癒し、コントロールすることを目指します。

　顕在意識には現れない感情―大脳辺縁系の記憶の図書館に深く沈んでしまっている潜在意識を表に引っ張りだして自覚することで、自分を見つめ直し分析するのです。

　人生の長い時間の中で、例えば年を重ねた分の80歳なりの記憶があります。

　その場で経験、体験しなければならなかった恐怖感、不安感、深い悲しみ。その一つ一つを克服しながら年月を経てきました。乗り越えて今現在を生きていることの達成感、それを全細胞に記憶として、子孫に残して行くのです。それが遺伝子や体質とも違うその人それぞれの「$Terrain$ "テラン"（フランス語で大地、土地、場などの意味）」と呼ばれるものです。

　潜在意識が求めた植物の癒しを生活に取り入れることで心理状態を整理し、ポジティブな気持ちで一歩を踏み出すことが出来るようになります。

Ⅱ アロマコロジーについて

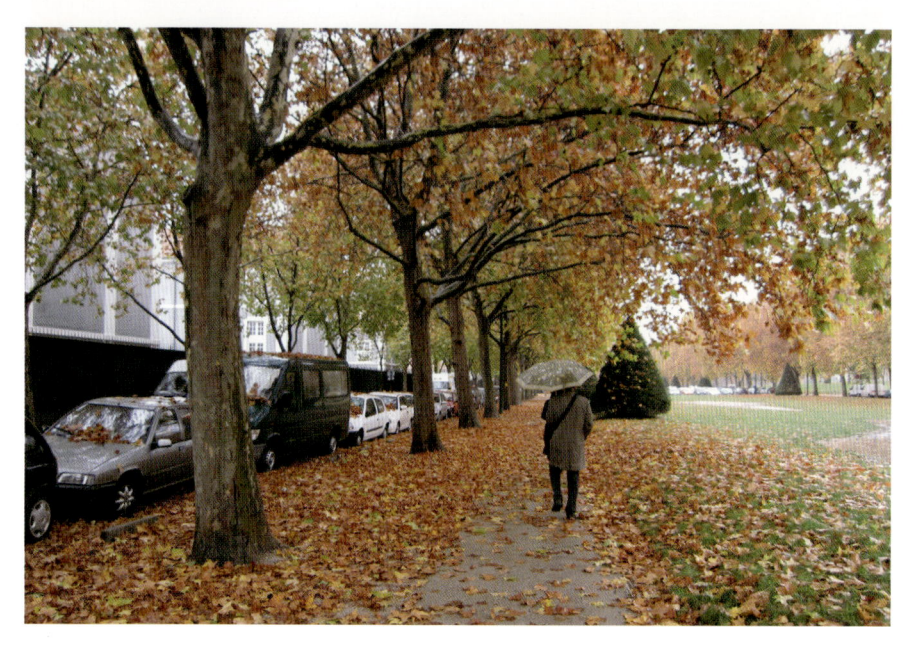

●こんなこと、ありませんか？　心が求める植物

1. 突然、強い不安に襲われる ― 「パニック障害」

　パニック障害では脳内の伝達物質のバランスが乱れることにより、突然不安に襲われ心臓がドキドキする、震える、呼吸困難等の発作が起こります。私も精神科のアロマカウンセリングの現場で何人かの患者さんに接する機会がありました。

　そしてこの苦しい発作がまた起こるのではないか、という「予期不安」が生じ、徐々に症状を悪化させることもあります。

　精油を使ってその辛い症状を軽減させたい時、是非試してみたいブレンドがあります。

　過呼吸にならないように胸を広げ、深い呼吸ができる作用、こわばった筋肉を緩める作用、長い間のストレスで神経過敏になっている心を鎮静させる作用などが期待できる精油を使います。

　外出時に小さな瓶につめて、「これさえあれば大丈夫」という自信が生まれ、発作の回数が減った人もいます。

　精油の原液は非常に強い刺激がありますので、手首の内側にほんの少し、1〜2滴塗布するか、もしくは瓶の蓋を開け、ゆっくり深呼吸しながら香りをかいで頂いても効果的です。

<ブレンド> 遮光小瓶に入れ、携帯する。

- ◎ネロリ／2滴　◎野生ラベンダー／4滴　◎ローマンカモマイル／2滴
- ◎タイムリナロール／2滴　◎レモンバーム／1滴

<精油の説明>

◎ネロリ

- 学　　　名：*CITRUS AURANTIUM*
- 科　　　名：ミカン科
- 抽 出 部 位：花
- 主 な 産 地：モロッコ
- 特徴的成分：リナロール(モノテルペノール類)、ネロリドール(セスキテルペノール類)、ファルネソール(セスキテルペノール類)
- 主 な 特 性：自律神経のバランスをとる、抗うつ、精神を強くする、催眠、血液循環促進、炎症抑制、痙攣抑制作用など

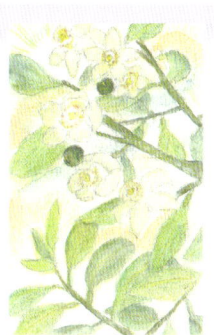

◎野生ラベンダー

- 学　　　名：*LAVANDULA VERA*
- 科　　　名：シソ科
- 抽 出 部 位：花
- 主 な 産 地：フランス(限定)
- 特徴的成分：酢酸リナリル(エステル類)、リナロール(モノテルペノール類)、オシメン(モノテルペン類)、酢酸ラバンデュリル(エステル類)、β-カリオフィレン(セスキテルペン類)
- 主 な 特 性：鎮痙、炎症抑制、感染予防、神経の鎮静、瘢痕形成、皮膚細胞再生促進、自律神経のバランスをとる、筋弛緩、血圧を下げる、催眠、抗凝血、強心、鎮痛作用など

◎ローマンカモマイル

- 学　　　名：*CHAMAEMELUM NOBILE*
- 科　　　名：キク科
- 抽 出 部 位：花付草
- 主 な 産 地：フランス
- 特徴的成分：アンゲリカ酸イソブチル(エステル類)、アンゲリカ酸イソアミル(エステル類)、アンゲリカ酸メタリル(エステル類)
- 主 な 特 性：炎症抑制、痙攣抑制、鎮痛、神経の鎮静、自律神経のバランスをとる、抗アレルギー作用など

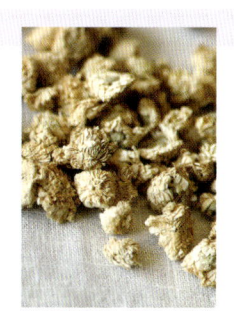

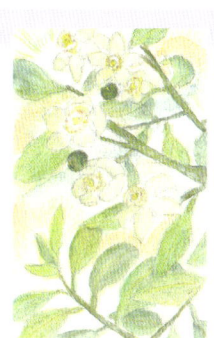

Ⅱ アロマコロジーについて

◎タイムリナロール

- 学　　　名：*THYMUS VULGARIS linalol*
- 科　　　名：シソ科
- 抽 出 部 位：花付草
- 主 な 産 地：フランス
- 特徴的成分：リナロール(モノテルペノール類)、酢酸リナリル(エステル類)、4-テルピネオール(モノテルペノール類)
- 主 な 特 性：感染予防、免疫力強化、疲労回復、精神を強くする、鎮痛、抗うつ作用など

◎レモンバーム

- 学　　　名：*MELISSA OFFICINALIS*
- 科　　　名：シソ科
- 抽 出 部 位：花を付けない全草
- 主 な 産 地：フランス
- 特徴的成分：ゲラニアール(アルデヒド類)、ネラール(アルデヒド類)、β-カリオフィレン(セスキテルペン類)、ゲルマクレン*D*(セスキテルペン類)、カジネン(セスキテルペン類)
- 主 な 特 性：催眠、神経の鎮静、自律神経のバランスをとる、炎症抑制、血圧を下げる、抗うつ作用など

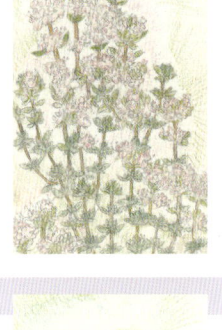

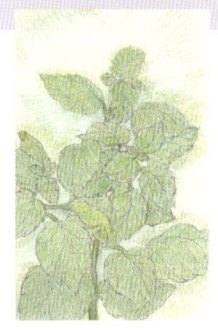

2. 子供が巣立ってしまって、虚無感を覚える

孤独感が強く、将来が不安で人生の岐路で立ち止まってしまっている人。
誰かに守られている安心感・安定感を得られ、心よりリラックスできるブレンド。

＜ブレンド＞ 数滴ずつ遮光小瓶に入れ、携帯する。

　◎ビターオレンジ葉　◎ジュニパーベリー　◎イランイランEX

＜精油の説明＞

◎ビターオレンジ葉

- 学　　　名：*CITRUS AURANTIUM*
- 科　　　名：ミカン科
- 抽 出 部 位：葉
- 主 な 産 地：パラグアイ
- 特徴的成分：酢酸リナリル(エステル類)、リナロール(モノテルペノール類)
- 主 な 特 性：神経の鎮静、痙攣抑制、血液循環促進、神経の緊張緩和、皮膚細胞再生促進作用など

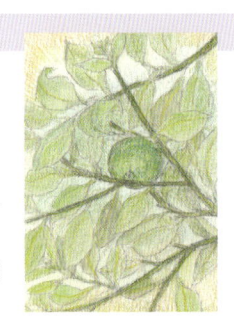

◎ジュニパーベリー

学　　名：*JUNIPERUS COMMUNIS*
科　　名：ヒノキ科
抽出部位：実
主な産地：アルバニア
特徴的成分：α-ピネン（モノテルペン類）、4-テルピネオール（モノテルペノール類）、サビネン（モノテルペン類）、β-ミルセン（モノテルペン類）、ゲルマクレンD（セスキテルペン類）
主な特性：消化機能を高める、肝臓の機能を高める、膵臓の機能を高める、腎機能を高める、炎症抑制、抗結石、利尿、無力感の解消、瘢痕形成（消化器系）作用など

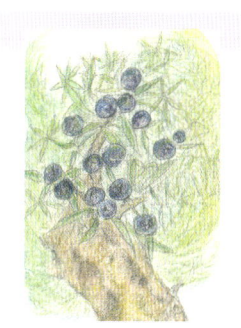

◎イランイランEX

学　　名：*CANANGA ODORATA*
科　　名：バンレイシ科
抽出部位：花
主な産地：コモロ、マダガスカル
特徴的成分：ゲルマクレンD（セスキテルペン類）、安息香酸ベンジル（エステル類）
主な特性：痙攣抑制、鎮静、炎症抑制、皮脂分泌調整、血圧を下げる作用など

☆イランイランの花を蒸留すると、時間を経るごとにいくつかの段階によって、香りの異なった精油が生み出されます。ここで使うイランイランEXは、蒸留し始めて最初に取れる精油のこと。最も香りが良いものです。4段階に分けて取れる最後のイランイランはcomplet：「完全」蒸留と呼ばれ、全て出し切った精油です。心臓の症状などに使われます。

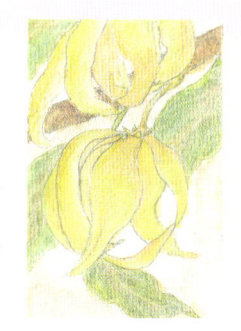

3. 守ってほしい　～魔除けの香水～

自分を取り囲む環境を浄化して、人間にとりつく邪気を払拭してくれる香り。ヨーロッパでは古くから病気や災難から身を守るためにハーブを護符（お守り）として身に着けていました。

＜ブレンド＞ 数滴ずつ遮光小瓶に入れ、携帯する。

◎ヤロー　◎フェンネル　◎ローリエ　◎ペパーミント　◎ジャスミン

II アロマコロジーについて

＜精油の説明＞

◎ヤロー

学　　　名	ACHILLEA MILLEFOLIUM
科　　　名	キク科
抽 出 部 位	花付草
主 な 産 地	ハンガリー
特徴的成分	カマズレン(アズレン類)、1.8-シネオール(オキサイド類)、カンファー(ケトン類)
主 な 特 性	炎症抑制、瘢痕形成、収斂作用など
注　　　意	乳幼児、子供、妊婦は使用不可

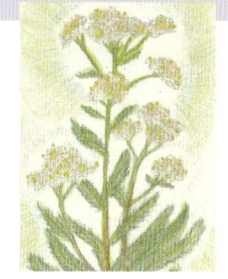

◎フェンネル

学　　　名	FOENICULUM VULGARE
科　　　名	セリ科
抽 出 部 位	種子
主 な 産 地	フランス
特徴的成分	トランスアネトール(エーテル類)、メチルカビコール(エーテル類)、リモネン(モノテルペン類)
主 な 特 性	消化機能を高める、女性ホルモン様、利尿、炎症抑制、駆虫作用など
注　　　意	乳幼児、子供、妊婦及びホルモン依存型の諸症状には使用不可

◎ローリエ

学　　　名	LAURUS NOBILIS
科　　　名	クスノキ科
抽 出 部 位	葉
主 な 産 地	モロッコ
特徴的成分	1.8-シネオール(オキサイド類)、酢酸α-テルピニル(エステル類)、リナロール(モノテルペノール類)、オイゲノール(フェノール類)
主 な 特 性	腐敗予防、鎮痛(リウマチ、関節症)、抗無気力(不安、恐怖)、毛細血管拡張、去痰、痙攣抑制、免疫力強化作用など

◎ペパーミント

学　　　名	MENTHA PIPERITA
科　　　名	シソ科
抽 出 部 位	花付草
主 な 産 地	フランス
特徴的成分	メントール(モノテルペノール類)、メントン(ケトン類)、イソメントン(ケトン類)、1.8-シネオール(オキサイド類)、ピペリントン(ケトン類)、酢酸メ

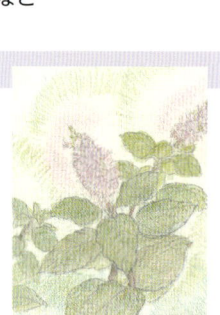

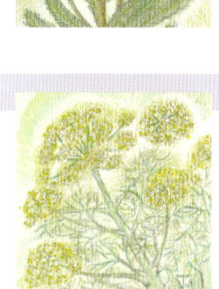

アロマコロジーについて Ⅱ

主 な 特 性：ンチル（エステル類）
肝臓の機能を高める、胆汁分泌促進、制吐、消化機能を高める、免疫力強化、感染予防、殺菌、鎮痛、炎症抑制、疲労回復、精神を強くする、血圧上昇、止痒、去痰、抗カタル、うっ血・うっ滞の解消、心身の疲労回復、弱い痙攣抑制、あがり症予防作用など

注　　　意：乳幼児には使用不可。子供、妊婦に使用するときは十分に注意

◎ジャスミン

学　　　名：*JASMINUM GRANDIFLORUM*
科　　　名：モクセイ科
抽 出 部 位：花
主 な 産 地：エジプト
特徴的成分：ジャスモン（ケトン類）、ファルネソール（セスキテルペノール類）
主 な 特 性：精神安定、精神強化作用など
注　　　意：有機溶媒抽出のためメディカルアロマテラピーには使用不可

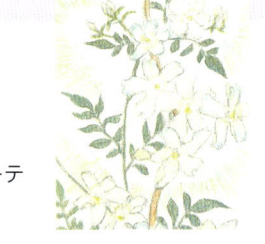

4. 新たなスタートを切りたい

新しい人生の出発に向けて使いましょう。
また旅に出る人に、無事に目的地に着くことが出来るよう願いを込めて贈りたいハーブです。

＜ブレンド＞　適量を遮光小瓶に入れ、携帯する。

◎ゼラニウムブルボン

＜精油の説明＞

◎ゼラニウムブルボン

学　　　名：*PELARGONIUM ASPERUM*
科　　　名：フウロソウ科
抽 出 部 位：草
主 な 産 地：マダガスカル
特徴的成分：シトロネロール（モノテルペノール類）、ゲラニオール（モノテルペノール類）、イソメントン（ケトン類）、蟻酸シトロネリル（エステル類）、リナロール（モノテルペノール類）
主 な 特 性：循環促進（主にリンパと静脈）、炎症抑制、痙攣抑制、収斂、皮膚軟化、癒傷、感染予防、抗細菌、抗真菌、デオドラント、抗うつ（不安、動揺）作用など

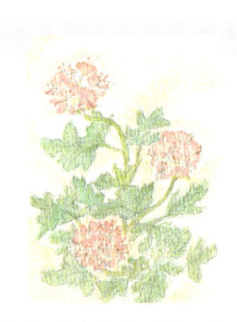

5. 地に足をつけて生きていきたい

大地にしっかり足がついた思考が可能になり、自信を高めることにより高い目標の実現を達成出来る香りです。

＜ブレンド＞ 数滴ずつ遮光小瓶に入れ、携帯する。

◎アンジェリカ　◎ローズダマスケナ

＜精油の説明＞

◎アンジェリカ

学　　　名：ANGELICA ARCHANGELICA
科　　　名：セリ科
抽 出 部 位：根
主 な 産 地：ベルギー
特徴的成分：α-ピネン(モノテルペン類)、α-フェランドレン(モノテルペン類)、δ3-カレン(モノテルペン類)、アンジェリシン(クマリン類)
主 な 特 性：無力感の解消、自律神経のバランスをとる、利尿、消化促進作用など
注　　　意：外用の場合には光感作作用に注意

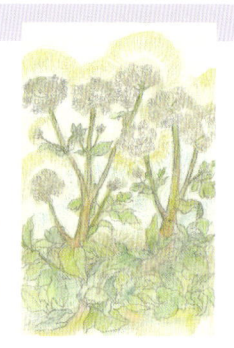

◎ローズダマスケナ

学　　　名：ROSA DAMASCENA
科　　　名：バラ科
抽 出 部 位：花
主 な 産 地：ブルガリア
特徴的成分：シトロネロール(モノテルペノール類)、ゲラニオール(モノテルペノール類)、ネロール(モノテルペノール類)、メチルオイゲノール(エーテル類)
主 な 特 性：精神・神経疲労回復、抗うつ、催淫、瘢痕形成作用など

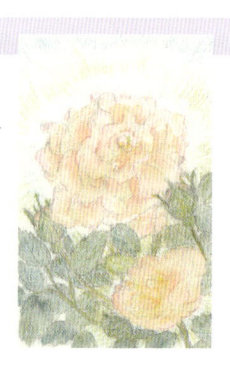

アロマコロジーについて Ⅱ

＜アロマコロジー体験談＞　（三好カルスポ教室 Tさん）

　私は今まで働いていましたが、年齢やいろいろな心配事、子供の就職が決まりホッとしたのか、体が動かなくなり、心も悲鳴を上げてしまいました。

　昨年4月にアロマテラピー1日教室が目にとまり、何か、自分を変えたくて参加させて頂きました。月1回ですがエッセンシャルオイルの香りに何かが変わり、そしてアロマバスを使用する毎に元気を取り戻しました。特にイランイランとビターオレンジ葉の風呂は体中にしみわたるような気がして、気持ち良く風呂の中でうとうとしてしまう事もしばしばです。イランイランとビターオレンジ葉の割合はその日の気分により変えています。

　そして気がつくと、一年前の私がいなくなっておりました。

———————　　　＊　　　———————

※精油のブレンドを持ち歩くだけでなく、アロマバスで心がほぐれていくこともあります。お風呂に精油を入れる際には原液は使わず、必ずバスミルクで希釈して下さい。

Ⅲ こだわりコラム

●ハーブティの品質

　現在はフィトテラピーの先進国フランスでも、かつて廃れてしまった時期があったそうです。しかし最近一般にはティザーヌ tisane という形で復活し、植物療法のひとつとして活用されています。

　パリの高級住宅街にある有名なオメオパチー薬局は、植物療法の処方箋を数多く扱っています。健康意識の高い地区ならではの特徴を持った薬局で、当協会パリ支部長のマルチノー氏はそこでアロマテラピー・フィトテラピー・オメオパチーの調剤を取り仕切るベテラン調剤師です。

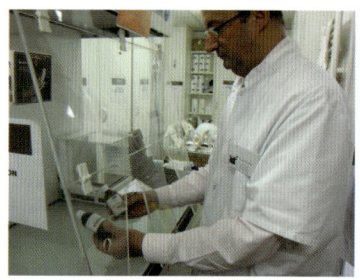

調剤中のマルチノー氏

　マルチノー氏の案内で2006年7月のパリセミナーの研修では、ロワール地方にある、フランスで長い歴史を持つ薬草工場も見学し、ローマンカモマイル畑の一面の白さと香りに感動しました。写真は薬局品質のメディカルハーブを取り扱うことが出来る数社のうちの一つです。

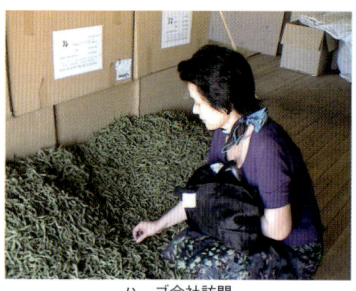

ハーブ会社訪問

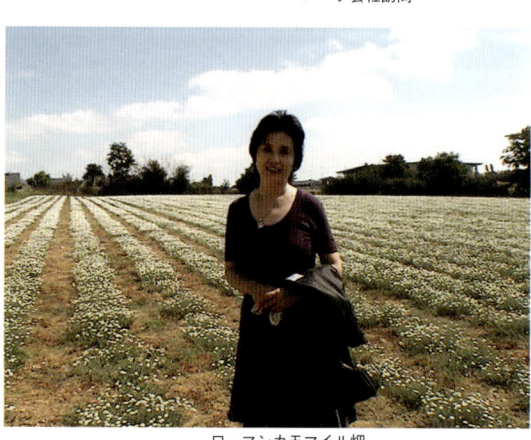

　この時のパリセミナーのテーマは「ガン治療におけるフィト・アロマテラピー」でした。講師として医師、薬剤師らをお招きし、また支部長

ローマンカモマイル畑

マルチノー氏を迎え、日本からも医師・看護師・薬剤師等の医療従事者の方々にご参加頂きました。

セミナーで主役となった植物は「Lapacho ラパショ」「Gui ギィ」「Chrysanthellum americanum クリサンテラムアメリカナム」でした。免疫機能向上の作用に優れたこれらのハーブは、ヨーロッパでは医薬品として扱う国も増えている、貴重な植物となっています。

「ハーブティ」は日本でも知名度は高いですが、フランスの薬局においてハーブティは植物療法の一部分をなし薬として扱われています。カビ、菌、有害物質が入り込まないように、大変厳しい生産工程・流通工程でのチェックが課せられ、収穫期と成熟段階、気候と土壌の質、栽培方法・環境、乾燥方法など、フランス国内で栽培されるものは特にコントロールが厳しいと言われています。

現在の厳しい管理が確立されるまでには、いくつかの段階を経てたどり着きました。以前パリ市内にあった薬草店が、汚れてカビの生えたハーブを置いていたということで問題になりました。また昔フランスにエルボリストという薬草師の資格があり、街中の店でハーブティを扱っていたこともあったようですが、色々な事故があったとか。そして現在、植物療法のハーブティは薬学部で学ぶことが限定され、ハーブを扱うのも薬局のみが許されるようになりました。

ただし食品としてのハーブティはスーパーマーケットやナチュラルショップなどでも扱われています。

● ハーブティの楽しみ方

私共の教室でも参加者の皆さんに毎回ハーブティを飲んで頂いています。

お茶として楽しむハーブティは乾燥または生のままの植物を熱いお湯に入れ、香りと有効成分を湯に移すことによって植物の薬効を取り入れる方法ですが、フィトテラピーの一部としてのハーブティは淹れ方に決まりがあります。まずは水にハーブを入れ、弱火にかけます。沸騰したら1分煮立て、火からおろして10分置いておきます。

この本で紹介するハーブティは薬ではありません。食品として楽しんで下さい。日常的に飲んでいるお茶やコーヒー、紅茶と同じくらいの量でよいでしょ

III こだわりコラム

う。飲み始めて何か変だな、と体の変化に気づいたら、すぐに飲むのをやめて、医師や薬剤師など専門家に相談して下さい。

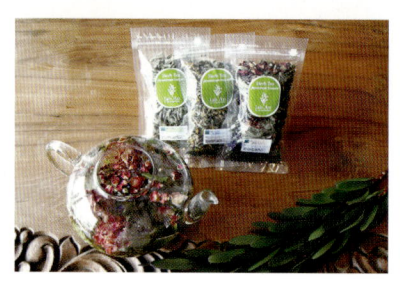

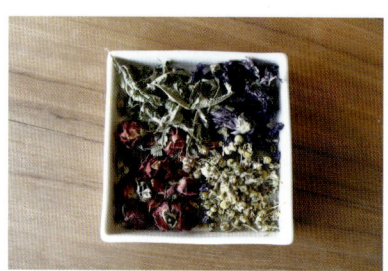

● 教室はどんな雰囲気

　カルチャースクールの教室では、アロマテラピーの理論と生活に役立つ実習レシピを楽しみながら、ご参加頂いています。毎回色々なハーブティを飲み、アロマで役立った体験談を参加者同士話しつつ、和気あいあいと学んで頂きます。アロマテラピーは実践経験を積むほど、いざという時に役立てられます。他の受講者の体験談を数多く聴くことで、実践的知識の幅がぐっと広がるのです。

　日常生活にアロマで少し手を加えて、自分に優しいナチュラルな暮らしを手に入れましょう。

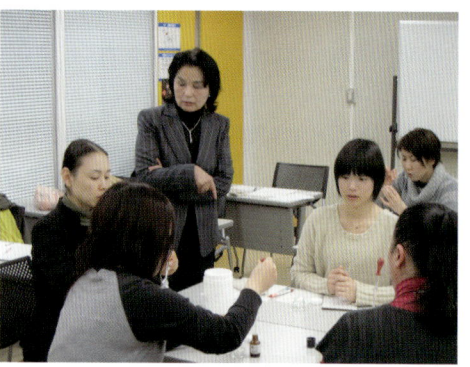

カルチャースクール教室風景1

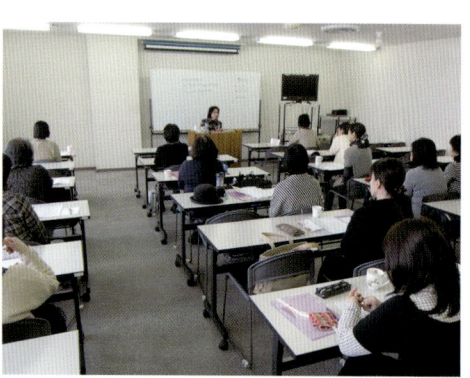

カルチャースクール教室風景2

●J.F.A.A パリセミナーについて

　植物療法調剤のプロ、マルチノー氏とJ.F.A.Aパリ支部を立ち上げてから10年ほどが過ぎました。毎年日本から、そしてフランスから、健康維持に植物を取り入れたいと考える方々が、私共のフィト・アロマテラピーセミナーに参加してくださいます。

　毎年違ったテーマを設け、病気はどこから来るのか？生まれた時期と体格・病気の密接な関係、ガンになりにくい生活、症状別アロマテラピーレシピなどなど、フィト・アロマテラピーの本場フランスで、医師など植物療法の専門家から、一番新しく深い情報を得る機会としてこれまでに12回開催しています（2010年現在）。そして2011年11月は13回目を開催する予定です。

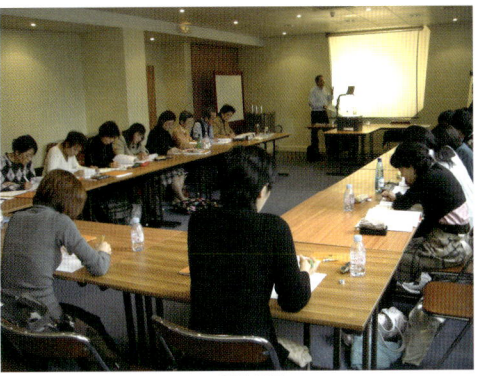

パリ研修風景

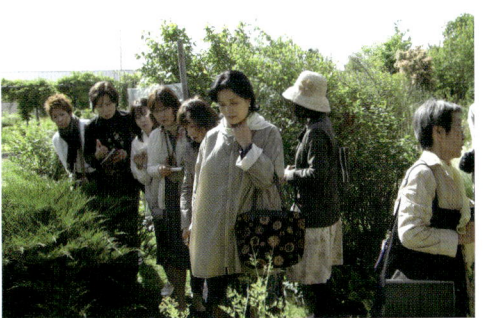

パリセミナー植物園見学

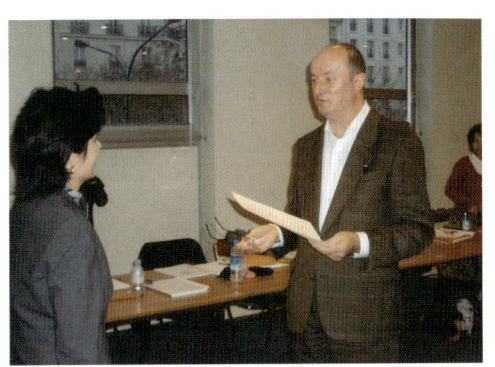

パリセミナー修了証授与

III こだわりコラム

【 2010年パリセミナー講師 】

・アラン・マルチノー氏

　J.F.A.A　l'association de Phyto-Aromathérapie Franco-Japonaise　パリ支部長

　パリの人気薬局で植物療法の処方箋を一手に取り仕切る責任者。知識と経験の豊富さは多くの医師、患者から認められている。キエネ医師も彼に調剤を任せる一人。

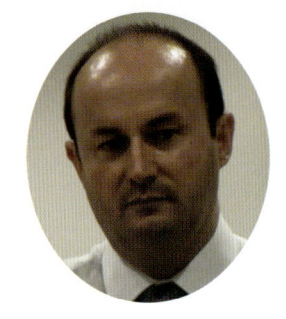

・エリック・キエネ医師

　西洋医学、東洋医学(鍼治療)、世界中の植物療法・伝統療法に精通した医師。

　個人が歩んだ歴史・個人が置かれている環境と病気の関係について、カウンセリングで分析し病気の原因を突き止める。原因に対する処方箋もぴったり当てはまる。

　パリ一等地のクリニックは数ヵ月先まで予約が埋まるという信頼の高さ。

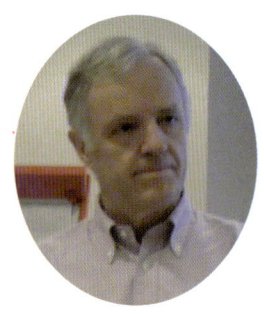

・ディン・リュー博士

　物理学博士であり医師資格も持ち、ツボ・経絡とアロマテラピーを融合させた治療法について研究している。

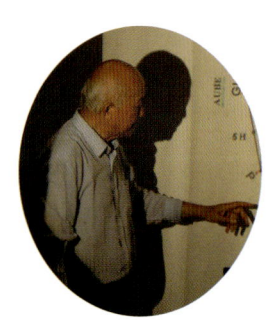

●南仏プロヴァンスのラベンダー

　7月初旬のプロヴァンスはラベンダーの聖地です。街を離れて車を走らせれば、開けた窓からラベンダーの香りが濃厚に漂います。

　アロマテラピーで使う精油の中でも、特にラベンダーは知名度が高いのではないでしょうか。「ラベンダー＝リラックス」、というイメージを持たれている方も多いと思います。

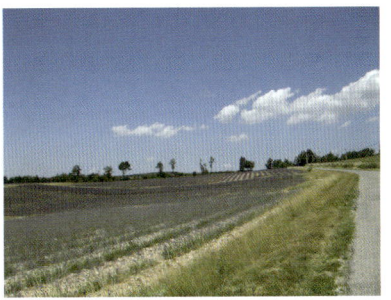

プロヴァンスのラベンダー畑

　ただし「ラベンダー」という言葉だけではどの精油を特定することにもなりません。かならず学名と成分をしっかり確認し、目的によって使い分けましょう。同じラベンダーでも、学名と成分が違えばリラックスとは逆の効果をもたらすこともあります。

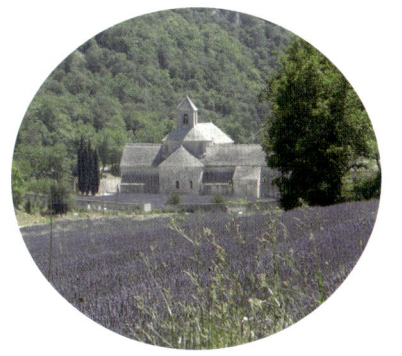

ラベンダーとセナンク修道院

　最高級のラベンダーアングスティフォリア精油の産地は何と言ってもプロヴァンス、中でもリュベロン地方で、特に標高800メートル以上の場所に育つラベンダーから蒸留されるものが、香りも良く、貴重だと言われています。

　協会では毎年この地方を視察し、ラベンダー農家、精油生産者を訪れ、香りや品質を直接確かめています。またパリセミナーの参加者の方々が実際にラベンダー畑を訪れたり、蒸留を見学したり、薬剤師から各種ラベンダーについての講義を受けたりしています。

　ラベンダーアングスティフォリアは精油のみならず、芳香蒸留水も使用範囲が広いです。レシピ集にも出てきますが、日焼け後のケアにラベンダーウォーターは最適です。南仏の強い日差しを浴びた後は、顔が真っ赤に焼けてダメージ

Ⅲ こだわりコラム

を受けてしまいます。コットンにたっぷり含ませ、顔全体をパックし、その後アルガン油などをやさしく塗布すれば、翌朝には落ち着いた肌を取り戻すことができます。また日焼け後だけでなく、皮膚トラブルのケア、もちろん日常的に使う化粧水としても、ラベンダーウォーターは万能です。南仏の大地を思わせる、濃い、あたたかな香りが特徴です。品質の確かな、保存料・防腐剤などが添加されていない無加工のものを使いたいものです。

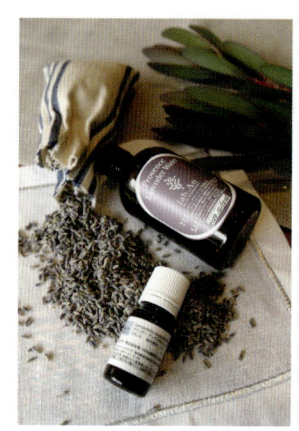

ラベンダーウォーター＆精油

　ラベンダーアングスティフォリア、またはラバンジンの花をプロヴァンスプリントの小さな布袋に詰め込んだものは「サシェ sachet」と呼ばれ、南仏の至るところでお土産として売られていますが、これもやはり最高級品質の産地は香りが違います。香りが強く、時々揉んで香りを出しながら使用すれば、2～3年は自然な甘い香りが持続します。タンスに入れて、または枕元に置いて使えば、さりげなくラベンダーの香りをまとうことが出来ます。

　ラベンダーアングスティフォリアの花は多くは安眠、リラックスのためのハーブティにブレンドされます。本当に眠くなってしまいますよ。

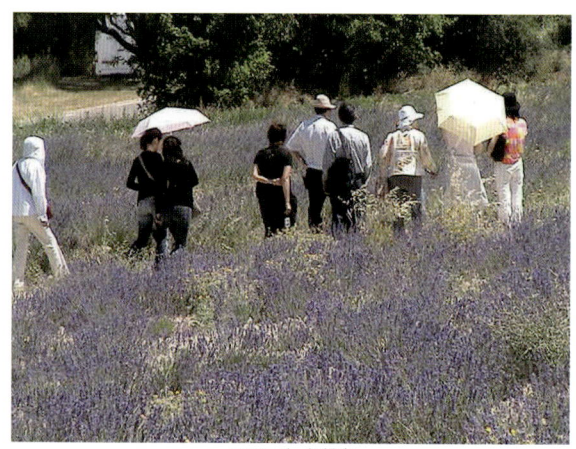

ラベンダー畑視察

●ローズダマスケナ

　本物のローズダマスケナ精油の香りは、華やかで包み込むような完璧な香りで、一気に幸せな気分が高まります。もちろん本場のものは香りが格段に良く、珍重されています。

　本場とはブルガリア。ローズを蒸留する銅の釜を意味する言葉「カザンラク」がローズダマスケナ精油生産の中心地の地名です。

　ローズダマスケナ精油は、4000kgの花びらを蒸留して取れる量がたったの1kgという、大変貴重で高価な精油です。夜明け前の、ローズダマスケナの香りが一番強くなるタイミングで、手摘みで収穫しなくてはならないのです。

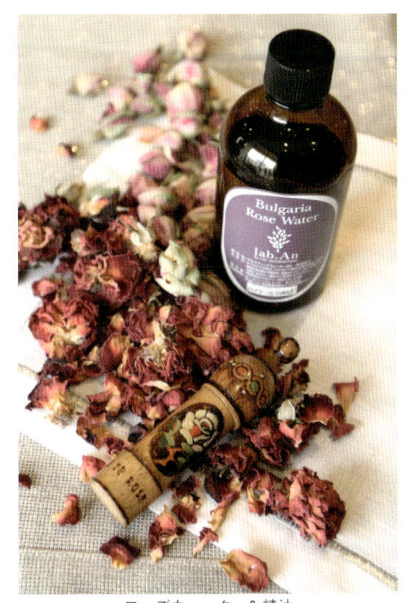

　ここへも協会は現地視察を行っています。ブルガリアで一番の会社から、社長と直接話をして、顔の見える関係のもと、選りすぐった最高品質のものを使っています。

ローズウォーター＆精油

Ⅳ 必読！フランス式アロマテラピーを行う上での基礎知識

●安全なアロマテラピーのルール

★塗布する際のルール：原液を皮膚に付けないこと
「植物油で希釈しましょう」

植物油とは…

　アロマテラピーではベースオイル、或いはキャリアオイルと呼び、数種類の植物油を精油の希釈剤として使います。植物油は植物、特にナッツ類や穀物類の実など油分が豊富な植物を原料として抽出した油です。例えば、マカダミアナッツ油、スイートアーモンド油、ヘーゼルナッツ油などです。協会の実習レシピでは、国産の玄米胚芽油もよく使用します。浸出油は薬用植物などを植物油に浸して成分を油に移したものです。オリーブの実を搾ってできたオリーブオイルは植物油、マリーゴールドをそのオリーブオイルに漬け込んで成分を移したのはカレンデュラ油という浸出油、またセイヨウオトギリソウを漬け込んで成分を移したのはセントジョーンズ油という浸出油です。植物油、浸出油は植物の持つ栄養素や各種有効成分を含み、細胞を再生する作用などが期待できます。ミネラルオイル（流動パラフィン）のような石油由来の合成油脂には無い、植物油本来の働きもアロマテラピーに役立てます。

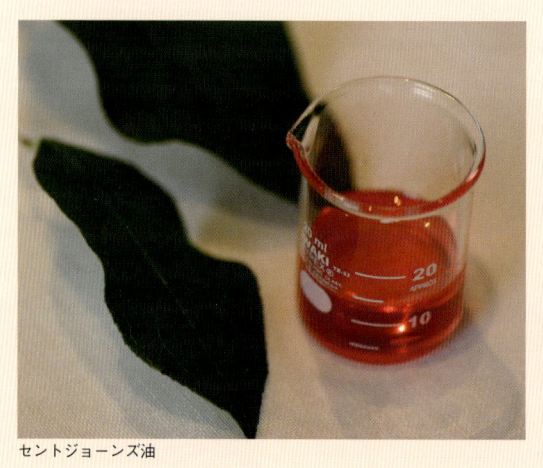

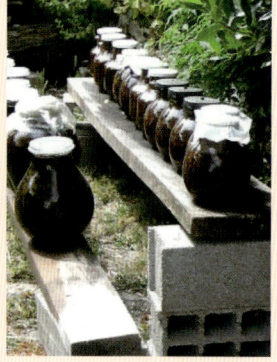

セントジョーンズ油

セントジョーンズ油仕込み

★入浴に使う際のルール：精油をそのままお湯に入れないこと
「必ずバスミルクを使いましょう」

　アロマテラピーに使用する純粋で未加工、未精製の精油はお湯や水には溶けません。よく「柑橘の精油など爽やかで良い香りがしますので、お風呂に数滴落としてよく混ぜて入浴すると香りに包まれてリラックスできるでしょう」と紹介する記事を目にします。試すと解かりますがお湯の表面に精油の油膜ができ、皮膚をチクチク刺激しますのでリラックスどころではありません。ましてやそのお湯で顔を洗ったとき目に入ったら大変でしょう。お風呂好きの私たちですから安全な方法でバスタイムを楽しみたいですね。

　一般的な入浴剤やバスオイルも多くありますが様々な化学合成成分が含まれています。粉末タイプでは、硫酸ナトリウム、炭酸水素ナトリウム、無水ケイ酸、酸化チタン、許可色素、合成香料などです。ミルクバスタイプでは、ミネラルオイル（流動パラフィン）、スクワラン、植物油、ソルビタンオレート、POEオレイルエーテル、合成香料、水などです。

　もっとシンプルで安心してアロマバスを楽しむ為に…と作ったのが協会の実習作品にも使用している「An バスミルク SA」です。植物油と精油だけではお湯には溶けません（植物油に精油は溶けますが、それをお湯に入れてもお湯に油は溶けません）ので、スイートアーモンド油にヤシ油由来の乳化剤と水を少量配合し、お湯や水に溶けるようにしてあります。全成分はたった三種類です。このバスミルク5〜10mlにご自分の体調や気分に合わせたお好みの精油を適量入れお風呂に混ぜます。植物油と精油がお湯全体に溶け込み、ブレンドした精油の働きと植物油の適度なエモリエント効果が期待できシットリとした湯上り肌となります。オススメです。

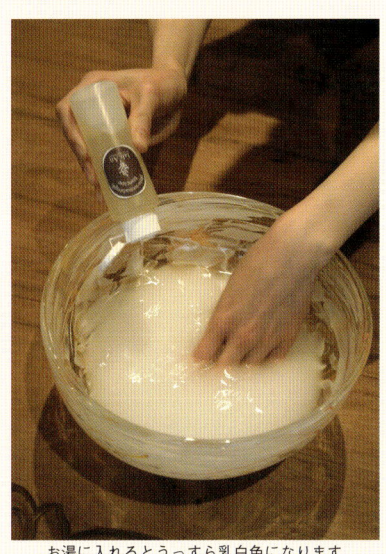

お湯に入れるとうっすら乳白色になります

Ⅳ 必読！フランス式アロマテラピーを行う上での基礎知識

★芳香浴のルール：熱を加えないこと
「芳香浴には、ディフューザーが便利」

　ディフューザーとは、精油を微粒子まで細かく砕いて噴霧する芳香拡散器です。一般によく使用されているろうそくの炎や、電熱で温める香炉は精油に含まれる芳香成分を変性させるとともに、一部の成分しか蒸散させることが出来ないので効果が半減してしまいます。一方、振動で精油の粒子を細かい霧状にして噴霧させる芳香拡散器ディフューザーは加熱しないので、芳香分子を変性させることなく、精油に含まれる成分をすべて拡散することができます。精油を使い分けることにより、リラクゼーション、空気感染予防など、様々なシーンで活躍します。

　協会で使用するものはフランスの薬局で扱われるディフューザーです。

　芳香浴、アロマディフューザーはインテリアの一部としても認知され、アロマテラピーに親しむ第一の方法とも言えますが、たかが匂いと言っても、鼻から入る成分は脳に素早くたどり着き、また呼吸器から毛細血管から、体内に取り込まれるのです。化学的な加工がされていないか、自分にとって安全な品質かを考えながら、心地よい空間を作りましょう。

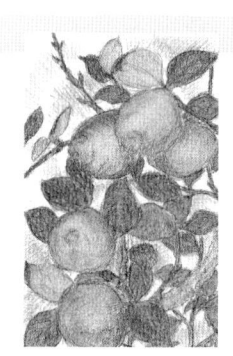

必読！フランス式アロマテラピーを行う上での基礎知識 Ⅳ

おまけのレシピ　気力を充実させる為のディフューザー用ブレンド

試験勉強や踏ん張りどころの仕事の際に15分ほどディフューザーで噴霧します。
集中力が増し、気力を持続してやり切ることが出来ます。

＜ブレンド＞ ※全部で15滴位になるようにディフューザーに入れます。

- ベルガモット　　 レモン　　 ユーカリラディアタ　　 グレープフルーツ
- シベリアモミ　　 ラバンジン

＜精油の説明＞

◎ベルガモット

学　　　名：*CITRUS BERGAMIA*
科　　　名：ミカン科
抽 出 部 位：果皮
主 な 産 地：イタリア
特徴的成分：リモネン（モノテルペン類）、酢酸リナリル（エステル類）、リナロール（モノテルペノール類）、ベルガプテン（クマリン類）
主 な 特 性：自律神経のバランスをとる、神経の鎮静、催眠、感染予防、消化機能促進作用など
注　　　意：皮膚に塗布する場合は皮膚刺激、光感作作用に注意

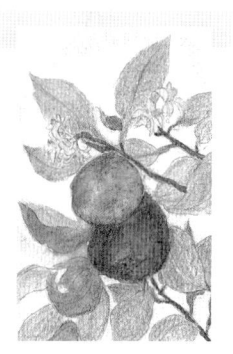

◎レモン

学　　　名：*CITRUS LIMONUM*
科　　　名：ミカン科
抽 出 部 位：果皮
主 な 産 地：イタリア
特徴的成分：リモネン（モノテルペン類）、β-ピネン（モノテルペン類）、γ-テルピネン（モノテルペン類）、ゲラニアール（アルデヒド類）、ネラール（アルデヒド類）
主 な 特 性：感染予防、抗細菌、腐敗予防、制吐、消化機能促進、膨満感解消、肝臓の機能を高める、心身の疲労回復、血液粘度低下作用など
注　　　意：皮膚に塗布する場合は皮膚刺激、光感作作用に注意

◎ユーカリラディアタ

- 学　　名：*EUCALYPTUS RADIATA*
- 科　　名：フトモモ科
- 抽 出 部 位：若い葉付小枝
- 主 な 産 地：オーストラリア
- 特徴的成分：1,8-シネオール（オキサイド類）、α-テルピネオール（モノテルペノール類）
- 主 な 特 性：副鼻腔粘膜のうっ血除去、副鼻腔粘膜の炎症抑制、去痰、感染予防、抗ウィルス作用など

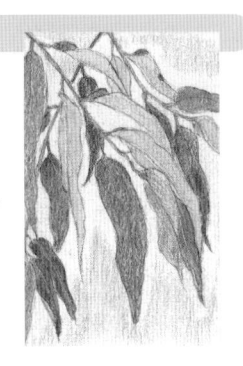

◎グレープフルーツ

- 学　　名：*CITRUS PARADISI*
- 科　　名：ミカン科
- 抽 出 部 位：果皮
- 主 な 産 地：アメリカ（フロリダ）
- 特徴的成分：リモネン（モノテルペン類）、デカナール（アルデヒド類）、β-ミルセン（モノテルペン類）
- 主 な 特 性：空気の浄化、殺菌、利尿、食欲増進、抗うつ、心身の疲労回復作用など
- 注　　意：皮膚に塗布する場合は皮膚刺激、光感作作用に注意

◎シベリアモミ

- 学　　名：*ABIES SIBIRICA*
- 科　　名：マツ科
- 抽 出 部 位：針葉と若い小枝
- 主 な 産 地：ロシア
- 特徴的成分：酢酸ボルニル（エステル類）、カンフェン（モノテルペン類）
- 主 な 特 性：痙攣抑制、うっ血・うっ滞の解消、感染予防、空気の浄化作用など

◎ラバンジン

- 学　　名：*LAVANDULA HYBRIDA*
- 科　　名：シソ科
- 抽 出 部 位：花付草
- 主 な 産 地：フランス（限定）
- 特徴的成分：酢酸リナリル（エステル類）、リナロール（モノテルペノール類）
- 主 な 特 性：痙攣抑制、感染予防、抗細菌、抗ウィルス、瘢痕形成、体液循環促進、筋肉疲労回復、炎症抑制作用など

●エッセンシャルオイル（精油）とは？

　エッセンシャルオイルは植物からの自然分泌物です。この分泌物は植物の代謝作用により生じ、特別な細胞に貯蔵されます。エッセンシャルオイルはこれら分泌物を多く含む部位から水蒸気蒸留又は圧搾という方法で抽出します。なお、圧搾で得られる一部のものは特にエッセンシャルオイルではなくエッセンスと呼びます。他にも溶剤抽出という方法もありますが溶剤残留の可能性のためフランスのメディカルアロマテラピーでは使用不可としています。

　一般的によく用いられるエッセンシャルオイルの抽出部位は、根、花、葉、実、樹皮などです。例えば、柑橘類（レモン、オレンジ、マンダリン等）の果皮（zeste）をぎゅっと搾るとエッセンスの存在が実感できるはずです。

　一つの植物の中にも、いくつかの植物器官からエッセンシャルオイル又はエッセンスが得られる事があります。
　例えば Citrus aurantium（ビターオレンジ）では、次の部位からエッセンシャルオイル又はエッセンスが得られます。

　果皮から - ビターオレンジ果皮のエッセンスを圧搾法で抽出
　葉から　 - ビターオレンジ葉のエッセンシャルオイルを水蒸気蒸留法で抽出
　花から　 - ネロリのエッセンシャルオイルを水蒸気蒸留法で抽出

　一本のオレンジの木を想像してください。葉が茂り、花が咲き、そして実が成っているこれらオレンジの様々な部位から異なった香りが得られるという事です。

※精油の表示は必ず植物の学名を確認しましょう。国によって異なる別名で呼ばれる事が多くあります。また抽出部位の表示も必要です。「オレンジ」の表示だけでは正しいアロマテラピーには使えません。

Ⅳ 必読！フランス式アロマテラピーを行う上での基礎知識

●精油の特徴

　精油、及びアロマテラピーが数ある自然療法の中でも特に効果的である事はフランスにおける普及を見れば明らかです。精油は植物の作り出した芳香分子が単一成分だけではなく混合物として取り出されるので、品質と治療特性の評価が大変難しいものの、近代の医薬品には無い利点を持っています。適正な知識と高品質の精油があれば、アロマテラピーをセルフケア（自分自身の健康管理）に利用できます。しかし適正な知識のないままに利用された結果、日本国内外で様々なトラブルも引き起こされました。そこでフランスのメディカルアロマテラピーに使用する場合の精油の大事なポイントとそれらを踏まえ、安全なアロマテラピーの実践のために守らなければならない基礎知識についてお話しします。

　まず、精油は次のような性質を持ったものであることを理解して下さい。

- 芳香植物から得られる
- 水蒸気蒸留法、又は圧搾法で得られる（溶剤抽出の精油は使用不可）
- 植物は同じでも、抽出する部位（例えば花か、葉か）によって得られる精油が違う
- 同じ植物であっても、産地の違いなどで成分特性が変わる（ケモタイプ）
- 液状であるが、水やお湯に溶けない
- 揮発性があり、蒸発しやすく、匂いがする
- 活性物質で非常に濃縮されている
- 様々な成分（芳香分子）で構成されていて、それぞれの精油が異なった特性を持っている

●精油の選び方

アロマテラピーを実践するための精油は以下の基準で選んで下さい。
- 植物名が学名で記載された精油を使う
- 抽出部位が記載された精油を使う
- 抽出方法がはっきりわかる精油を使う
- ローズマリーのようにケモタイプが数種類存在する精油は、ケモタイプが記載された精油を使う
- 混ぜ物などの加工をされていない精油を使う
- どんな成分がどの程度の量含まれているのか、成分分析表で明らかにされている精油を使う

●精油の扱い方

精油は非常に濃縮されています。

精油は収穫された大量の芳香植物を、水蒸気蒸留法又は圧搾法で抽出されて得られるものであり、植物の芳香成分は非常に濃縮されています。例えば1リットルの精油には数100キロ、中には数トンもの植物の芳香成分が含まれています。いくつかの場合を除いて必ず、精油は希釈して（薄めて）使って下さい。また、精油は非常に強い作用を持っています。子供の手の届く場所に置く事が事故につながり得る点を忘れないで下さい。蓋をしっかりと閉めて、誤って子供が手に取らないように気をつけて下さい。テーブルなど日常生活の場所に置かないで下さい。

Ⅳ 必読！フランス式アロマテラピーを行う上での基礎知識

●精油の化学

・植物学名が異なる精油は全く別の精油である
・抽出部位が異なる精油は全く別の精油である
・そして異なるケモタイプの精油は全く別の精油である

　ハーブティなどではしばしば、ラベンダー、タイム、ユーカリ、カモマイルなど慣用名によって表記されています。しかし例えばローマンカモマイル（学名：Chamaemelum nobile）とジャーマンカモマイル（学名：Matricaria recutita）は、別の植物から抽出された精油であり、アロマテラピーでは当然ながら厳密に区別されて用いられます。"カモマイルの精油"や"ユーカリの精油"などというものは無いのです。

　抽出部位の異なる精油も別物として扱う必要があります。それらは成分の構成や作用特性が著しく異なるからです。ビターオレンジ Citrus aurantium の例を思い出して下さい。

　ケモタイプの異なる精油について、「ローズマリー」と「タイム」を例に説明します。

　まずはローズマリー、違う土地で育ったローズマリーの3兄弟のお話をしましょう。3種のローズマリー精油はその特性において全く異なります。間違ったケモタイプを使用した場合、期待した作用が現れないばかりではなく、思わぬ副作用さえ生じかねません。

　ローズマリーの違う土地に育った3兄弟（?）とは、ローズマリーシネオール Rosmarinus officinalis cinéole（モロッコ産）、ローズマリーベルベノン Rosmarinus officinalis verbenone（フランス・コルシカ産）、ローズマリーカンファー Rosmarinus officinalis camphre（フランス産）という3種のローズマリーのことです。この3兄弟、香りと特性は全く異なっていますので、フランスのメディカルアロマテラピーではケモタイプと呼ばれ異なる症状に使い分けます。学名は同じ Rosmarinus officinalis ですが、最後に主要成分名が記載されていなくてはなりません。

より詳しいケモタイプの説明として、タイム精油を例に挙げます。
　同じ種であってもエッセンシャルオイルの組成は土壌、日照、高度、環境の性質に応じて様々に変化します。この違いはケモタイプと呼ばれます。

タイム (Thymus vulgaris) のエッセンシャルオイルについて：

　次のように分類されます。
　ケモタイプがリナロール、ゲラニオール、ツヤノールのタイムはマイルドで、軽く、非常に芳香があります。ケモタイプがチモール、カルバクロールのタイムは強く、スパイシーで、ぴりっとして、刺激的です。同じ種の Thymus vulgaris であっても香りの質が違うのです。

Thymus vulgaris のエッセンシャルオイル	ケモタイプ	リナロール
Thymus vulgaris のエッセンシャルオイル	ケモタイプ	ゲラニオール
Thymus vulgaris のエッセンシャルオイル	ケモタイプ	ツヤノール
Thymus vulgaris のエッセンシャルオイル	ケモタイプ	チモール
Thymus vulgaris のエッセンシャルオイル	ケモタイプ	カルバクロール

　このように各エッセンシャルオイルはそのケモタイプに応じて、つまり異なった化学組成に応じて異なった反応を引き起こすでしょう。

<精油の説明>

◎ローズマリーシネオール

学　　　名：*ROSMARINUS OFFICINALIS cinéole*
科　　　名：シソ科
抽 出 部 位：花付草と小枝
主 な 産 地：モロッコ
特徴的成分：*1,8-* シネオール(オキサイド類)
主 な 特 性：去痰、動静脈循環促進、肝臓の機能を高める、感染予防、抗細菌、抗ウィルス、抗真菌、鎮痛、筋肉疲労回復、精神を強くする作用など

◎ローズマリーベルベノン

学　　　名：*ROSMARINUS OFFICINALIS verbenone*
科　　　名：シソ科
抽 出 部 位：花付草
主 な 産 地：フランス(コルシカ限定)
特徴的成分：酢酸ボルニル(エステル類)、ベルベノン(ケトン類)、α- ピネン(モノテルペン類)
主 な 特 性：肝臓の機能を高める、胆汁分泌、コレステロール減少、痙攣抑制、抗うつ、粘液溶解作用など
注　　　意：乳幼児・子供・妊婦は使用不可

◎ローズマリーカンファー

学　　　名：*ROSMARINUS OFFICINALIS camphre*
科　　　名：シソ科
抽 出 部 位：花付草
主 な 産 地：フランス(限定)
特徴的成分：カンファー(ケトン類)、*1,8-* シネオール(オキサイド類)、酢酸ボルニル(エステル類)、ベルベノン(ケトン類)
主 な 特 性：炎症抑制、鎮痛、心臓の強壮、筋肉の強壮作用など
注　　　意：乳幼児・子供・妊婦は使用不可

ローズマリー

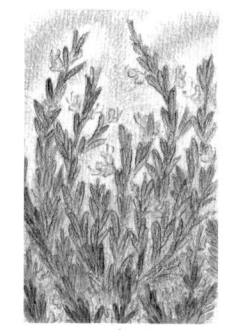

◎タイムカルバクロール

学　　　名：*THYMUS VULGARIS carvacrol*
科　　　名：シソ科
抽 出 部 位：花付草
主 な 産 地：フランス
特徴的成分：カルバクロール（フェノール類）、チモール（フェノール類）、パラシメン（モノテルペン類）
主 な 特 性：感染予防、強壮、免疫力を高める、鎮痛（関節症）、疲労回復作用など
注　　　意：乳幼児・子供は使用不可／皮膚刺激に注意

◎タイムゲラニオール

学　　　名：*THYMUS VULGARIS géraniol*
科　　　名：シソ科
抽 出 部 位：花付草
主 な 産 地：フランス
特徴的成分：酢酸ゲラニル（エステル類）、ゲラニオール（モノテルペノール類）、β-カリオフィレン（セスキテルペン類）、リナロール（モノテルペノール類）
主 な 特 性：抗ウィルス、抗細菌、疲労回復、強心、精神を強くする作用など

◎タイムリナロール

学　　　名：*THYMUS VULGARIS linalol*
科　　　名：シソ科
抽 出 部 位：花付草
主 な 産 地：フランス
特徴的成分：リナロール（モノテルペノール類）、酢酸リナリル（エステル類）、4-テルピネオール（モノテルペノール類）
主 な 特 性：感染予防、免疫力強化、疲労回復、精神を強くする、鎮痛、抗うつ作用など

Ⅳ 必読！フランス式アロマテラピーを行う上での基礎知識

◎タイムチモール

- 学　　　名：*THYMUS VULGARIS thymol*
- 科　　　名：シソ科
- 抽 出 部 位：花付草
- 主 な 産 地：フランス
- 特徴的成分：チモール（フェノール類）、パラシメン（モノテルペン類）、γ-テルピネン（モノテルペン類）
- 主 な 特 性：感染予防、抗細菌、抗ウィルス、経皮吸収による鎮痛、免疫力強化、疲労回復作用など
- 注　　　意：乳幼児・子供は使用不可／皮膚刺激に注意

◎タイムツヤノール

- 学　　　名：*THYMUS VULGARIS thuyanol*
- 科　　　名：シソ科
- 抽 出 部 位：花付草
- 主 な 産 地：フランス
- 特徴的成分：トランスツヤン-4-オール（モノテルペノール類）、サビネン（モノテルペン類）、シスツヤン-4-オール（モノテルペノール類）
- 主 な 特 性：感染予防、抗細菌、抗ウィルス、免疫力強化、自律神経のバランスをとる作用など

タイム

●精油への誤解（注意事項）

精油の作用は強力である
精油は心身に負担をかける場合もある

　植物からの抽出物である事実がしばしば精油の作用はマイルドであるとの誤解を広めています。しかし近代的な医薬品と全く同様に、間違った使い方により毒にもなり得る事を忘れないで下さい。特にフェノール類を多く含む精油は粘膜や皮膚に刺激性があり、内服（フランスではカプセル剤に精油を使用）や塗布により肝臓に負担をかける事が知られているため使用には非常に注意が必要です。フェノール類を含む精油は小児への使用は禁忌とされています。また、例外を除いてモノテルペンを多く含む精油は皮膚に刺激性があるため塗布での使用には注意が必要です。また柑橘系の精油を皮膚に塗布した後、太陽を浴びると、しみになるおそれがありますので注意して下さい（光感作作用）。ケトン類は神経系に負担をかける恐れがあります。これらを含む精油は慎重に使用しなければなりません。どんな成分がどの程度の量含まれているのか、成分分析表で確認しリスクを最小限にしながらアロマテラピーを実践する必要があります。逆に成分分析がなされていない精油を使用するのがいかに危険であるか、これらの分子の危険性を考えれば明らかです。何が、どの位の量で含まれているのかが分からない精油は使用できません。

IV 必読！フランス式アロマテラピーを行う上での基礎知識

●なぜ品質が重要か

アロマテラピーには必ず品質の高い精油を用います。

アロマテラピーではしばしば、精油、ベースオイル（植物油）など材料の品質が問題になります。特にレシピの主役となる精油は重要で、低品質の精油を使用すればレシピ全体を台無しにするばかりか予期せぬ事故さえ生じ得ます。

●アロマテラピーを実践する前に

稀に精油や植物油にアレルギー反応を示す体質があります。適用前にパッチテストなどを行いアレルギー反応がない事を必ず確認して下さい。他者に医療行為を行うのは医師らのみである事を認識して下さい。セルフケアにおいては正しい知識の元、自己責任において行って下さい。

●1本でも役立つ精油

原液を皮膚に塗布することは原則として行いませんが、例外的に、少量を狭い範囲でならば原液で使えるものもあります。個人差がありますので精油の品質と取り扱いには十分注意して下さい。（次ページに1本でも役立つ精油一覧）

※精油はベースオイルなどで希釈しパッチテストをしてから使用します。
※原液を使用する場合には十分注意し自己責任でご判断下さい。
※また粘膜や目、耳、敏感な部分への使用は厳禁です。

必読！フランス式アロマテラピーを行う上での基礎知識 **Ⅳ**

◎ラベンダーアングスティフォリア

学　　名：*LAVANDULA ANGUSTIFOLIA*
科　　名：シソ科
抽出部位：花付草
主な産地：フランス（限定）
特徴的成分：酢酸リナリル（エステル類）、リナロール（モノテルペノール類）
主な特性：痙攣抑制、神経の鎮静、炎症抑制、自律神経のバランスをとる、感染予防、鎮痛、鎮痙、瘢痕形成、筋弛緩、皮膚細胞再生促進、うっ血・うっ滞の解消作用など

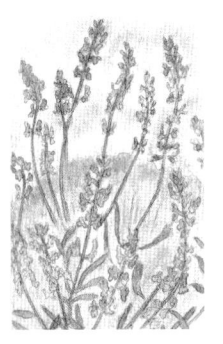

◆庭の小枝に触れた時、中指がチクッとしました。葉の裏にトゲトゲの毛虫がいたんです。刺されてしまいました。2～3分すると指が見る見る腫れてひどい痛みがきました。とっさに、ラベンダーを使おう、と思い2滴程原液を塗布しました。30分位後にまた塗布しました。すると腫れも徐々におさまり痛みもしだいに軽くなって、2時間もするとウソのように治ってしまいました。この毒消し作用にはビックリです。

◎ティートリー

学　　名：*MELALEUCA ALTERNIFOLIA*
科　　名：フトモモ科
抽出部位：葉付小枝
主な産地：オーストラリア
特徴的成分：4-テルピネオール（モノテルペノール類）,γ-テルピネン（モノテルペン類）
主な特性：抗細菌、感染予防、抗ウィルス、殺真菌、抗真菌、抗寄生虫、癒傷、静脈のうっ血・うっ滞の解消、腐敗予防、免疫力強化、放射線から皮膚を保護する作用など

◆食べ過ぎなど体調を崩すと顔によく吹き出物が出ます。ニキビのようで気になるとついいじってしまい、なかなか治ってくれません。そんな時は綿棒にティートリーの原液を含ませピンポイントで塗布します。寝る前に2～3回つけておくと翌朝には治まっています。

◎ペパーミント　（詳細はp.20参照）

学　　名：*MENTHA PIPERITA*
注　　意：乳幼児には使用不可。子供、妊婦に使用するときは十分に注意

◆仕事で疲れたり飲みすぎたりするとよく胃もたれします。ストレスが胃にくる体質かなと思っています。胃のムカムカが治まらないとき役立つのがペパーミントの精油です。手の平に植物油を少しとりペパーミントを2～3滴落とし指で混ぜてみぞおちあたりに塗布します。お腹に浸み込んでいくのが解るくらいスーッとしてムカムカが治ってくれます。

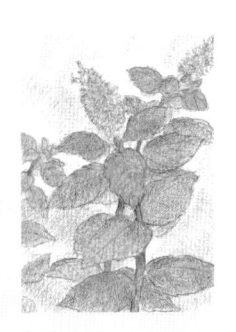

Ⅳ 必読！フランス式アロマテラピーを行う上での基礎知識

◎ラヴィンサラ

- 学　　　名：*CINNAMOMUM CAMPHORA cinéole*
- 科　　　名：クスノキ科
- 抽 出 部 位：葉
- 主 な 産 地：マダガスカル(限定)
- 特徴的成分：1.8-シネオール(オキサイド類)、α-テルピネオール(モノテルペノール類)
- 主 な 特 性：感染予防、抗ウィルス、抗菌、鎮痛、免疫力を高める、神経のバランス調整、去痰、疲労回復作用など

◆通勤の帰り、なにか背中からゾクゾクとした感じがありました。疲れからかそれとも風邪？体の全体が少し熱っぽいような気もしました。お風呂をどうしようかと思いましたが、しっかり暖まって奥の手で乗り切ろうと、湯上りにラヴィンサラの原液を2～3滴手に取り背中に手を回して塗布、足裏にも同じように塗布して寝ました。翌朝にはキッチリ疲れもとれ元気になっていました。

◎ニアウリ

- 学　　　名：*MELALEUCA QUINQUENERVIA*
- 科　　　名：フトモモ科
- 抽 出 部 位：葉付小枝
- 主 な 産 地：マダガスカル(限定)
- 特徴的成分：1.8-シネオール(オキサイド類)、ビリジフロロール(セスキテルペノール類)
- 主 な 特 性：気道の感染予防、抗細菌、抗ウィルス(カゼ、ヘルペス)、抗真菌、炎症抑制、去痰、痙攣抑制、止痒、解熱、瘢痕形成、身体的な疲労回復(病後の体力消耗に)、経皮吸収による鎮痛、放射線から皮膚を保護する作用など

◆私は口内炎で悩まされてきました。けっこう痛いのですこれが。でもアロマを習い始めてからニアウリの使い方を教えて頂きました。教室の他の方も良く効くとおしゃっていますので試してみました。傷の部分にニアウリの原液を綿棒で塗布、歯磨きの時にも歯磨き粉に1滴混ぜて使います。1～2日で痛みも治まり傷口もきれいになっています。

Ⅴ フランス式アロマレシピ集

　日常よくあるシーンに合わせて、協会の膨大なレシピからほんの一部をご紹介致します。同じ症状・シーンでも、成分を考慮した精油の組み合わせはまだまだあります。興味のある方はぜひ勉強してみて下さい。

自宅で

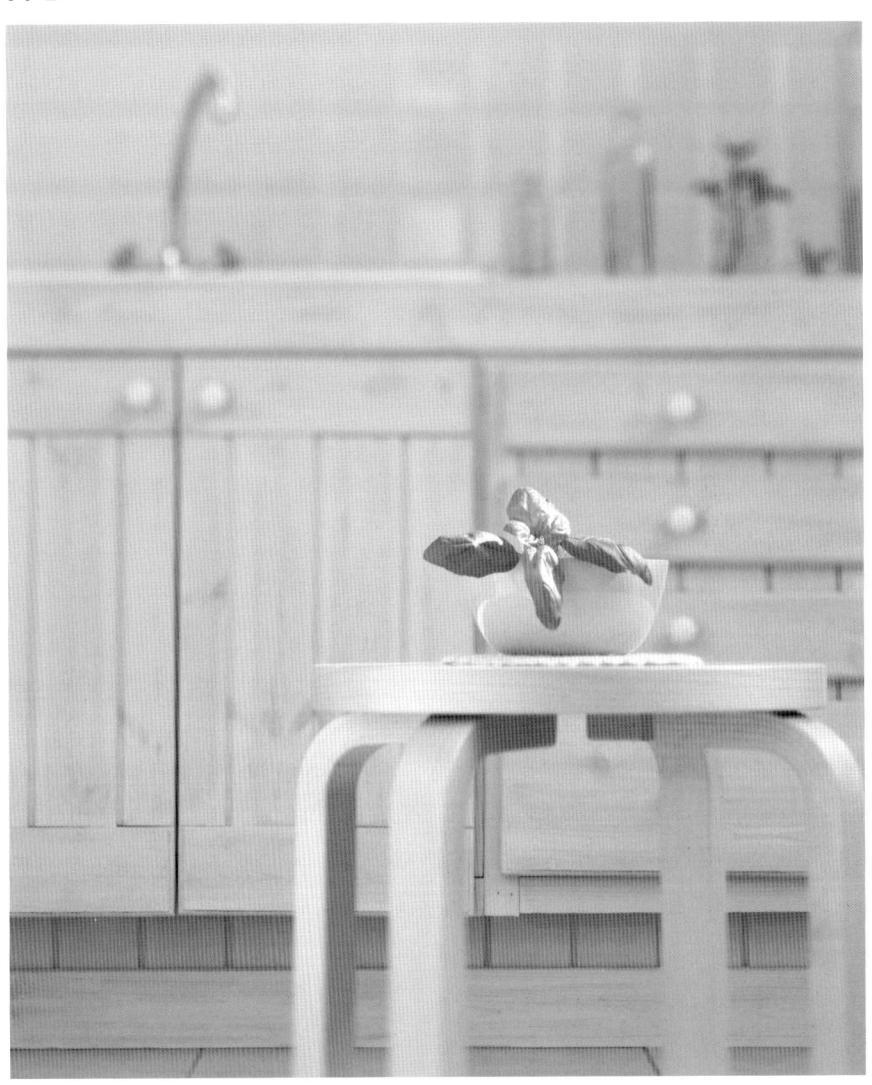

1. 眠れない夜に(安眠ブレンドオイル)

　私ども協会の教室でよく「寝つきが悪い」とか、「夜中に目が覚めて熟睡できない」、とおっしゃる方がいらっしゃいます。

　何か仕事や家庭、また子供の将来の事など心配事があるのでしょう。いろいろなストレスで寝つけない事って誰でもありますよね。そんな時「夢心地な気分で」熟睡できたらと思いアロマのレシピを作りました。

　睡眠障害は多くの場合、自律神経のバランスが崩れる事で生じます。自律神経は交感神経と副交感神経から成り、これら2つの神経がバランス良く拮抗、相反する事で身体の様々な活動、機能を調整します。例えば交感神経が優位な場合、心身はより興奮した状態となり、逆に副交感神経が優位な場合、心身はより鎮静状態へと向かいます。本来、夜間は副交感神経が優位であり、そのことが精神のリラックスと緊張の緩和をもたらし、やがて眠りが訪れます。ところが過剰なストレスや不規則な生活リズムが続くなどしてこの自律神経のバランスがとれなくなった時、夜になっても眠れない、又は昼間の活動時間中に睡魔に見舞われるという睡眠障害になりやすくなります。

＜安眠ブレンドオイルレシピ＞

● 精油：
- 安息香／2滴　● ベルガモット／4滴　● マンダリン果皮／2滴
- ビターオレンジ葉／3滴

● 植物油：
- 玄米胚芽油／10ml　● マカダミアナッツ油／10ml

● 作り方：

2種類の植物油を耐熱ガラスビーカーに入れます。精油を入れ耐熱ガラスマドラーで混ぜます。遮光瓶に移し完成です。
※使う度によく振ること。　※冷暗保存で2〜3ヶ月で使い切ること。

● 使い方：

手首や足裏、耳の後ろなど香水をつけるように軽く塗布します。みぞおちに付けてもよいでしょう。
時間が経って香りが熟成して変化してくるのも楽しみましょう。

＜精油の説明＞

◎安息香

学　　名：*STYRAX TONKINENSIS*
科　　名：エゴノキ科
抽出部位：樹脂
主な産地：ラオス
特徴的成分：安息香酸（酸類）、安息香酸ベンジル（エステル類）
主な特性：去痰、強心、神経の鎮静、癒傷、瘢痕形成作用など

◎ベルガモット

（詳細はp.35 参照）
注　　意：皮膚に塗布する場合は皮膚刺激、光感作作用に注意

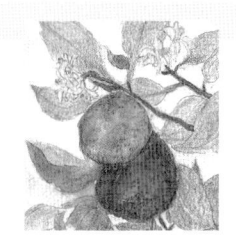

◎マンダリン果皮

学　　名	CITRUS RETICULATA
科　　名	ミカン科
抽出部位	果皮
特徴的成分	リモネン(モノテルペン類)、γ-テルピネン(モノテルペン類)
主な特性	神経の鎮静、自立神経のバランスをとる、催眠、痙攣抑制、抗うつ、消化機能を高める作用など
注　　意	皮膚に塗布する場合、皮膚刺激、光感作作用に注意

◎ビターオレンジ葉

(詳細はp.18参照)

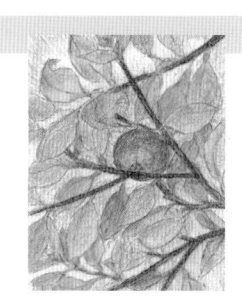

＜体験談＞ （NHK文化センター教室　受講生）

　初めてアロマテラピー教室に参加しています。アロマと言う言葉はいろんなところでよく聞きますが、何か役立つ事がありそうな感じがしていました。フランスでは医療にも使われているそうで興味津々で受講しています。

　最初の実習で安眠オイルを作りました。植物油2種類と精油4種類を耐熱ガラスビーカーで混ぜ容器に入れて出来上がりです。精油の香りは初めてですが、とても甘い香りや柑橘の純粋で美味しそうな香りに驚きました。早速寝る前に、手首と足裏に塗って寝てみました。すると翌朝までほんとうに「ぐっすり」眠れました。ふだんは夜中に目が覚めてしまうのですが1回も起きなくてすんだことが嬉しいです。こういうものってどこにも売っていませんし、他では手に入らない貴重な安眠オイルを教えて頂いて心から感謝しています。

＜ハーブティ＞

・パッションフラワー

学　　名：Passiflora incarnata
科　　名：トケイソウ科
使用部位：地上部
期待される作用：鎮静作用／抗不安作用／精神安定作用
外　　用：皮膚の炎症を鎮める作用

　　パッションフラワーはメキシコ原産の美しいつる植物でメキシコでは鎮静に利用していた。"情熱の花"と言う名でこれをフランスに持ち込んだのはスペインのイエズス会修道士である。パッションフラワーは不眠症の人々に質の良い睡眠をもたらす。ストレスの多い生活で生じる不安症や神経症を改善させる。また神経痙攣にも有効で習慣性も依存性もない。セイヨウサンザシと併用するとより高い効果が得られる。イギリス、ドイツ、フランスでは、不眠、イライラ、歯痛、頭痛、生理痛、更年期等に利用されている。

・セイヨウサンザシ

学　　名：Crataegus laevigata
科　　名：バラ科
使用部位：花のついた茎の先端
期待される作用：強心作用 ─ 動悸、不整脈／血圧を整える作用／抗ストレス作用 ─ リラックス作用／利尿作用
注　　意：6歳以下の子供は使用不可

　　サンザシはトゲのある背の低い広葉樹である。ヨーロッパでは中世より心臓病の伝統薬として利用されてきた。またフランスでは一番有効な鎮静剤として利用する。ストレスで常に疲労感の強い人や、よく眠れない人にも勧められるハーブである。

・ラベンダー

学　　名：Lavandula angustifolia
科　　名：シソ科
使用部位：花の付いた先端部
期待される作用：抗うつ作用 ─ 神経症、不安症／催眠作用 ─ 副作用なく睡眠障害を改善させる／抗感染作用 ─ 気管支炎、副鼻腔炎、鼻炎／鎮痛作用 ─ 頭痛、胃痛、筋肉痛
外　　用：浴用、すりこみ剤としてリウマチ痛、関節痛、むくみ、皮膚の湿疹、やけど。

　　ラベンダーは夏に花が咲き、紫がかった青色で、プロヴァンスの日当たりの良い、石灰分の多い丘陵地帯で育つ。

Ⅴ フランス式アロマレシピ集

・ジャーマンカモマイル
　　　学　　名：Matricaria recutita
　　　科　　名：キク科
　　　使用部位：花
　　　期待される作用：鎮静作用／抗アレルギー作用／抗炎症作用／鎮痙作用／癒傷作用／瘢痕形成促進作用／循環促進作用 ― 冷えの改善／鎮痛作用／皮膚代謝の促進作用／発汗解熱作用
　　　注　　意：キク科アレルギーがある方は使用不可

　イギリスの童話"ピーターラビット"の中にも紹介されているように、ジャーマンカモマイルは、寝つきの悪い子供にはピッタリのティ。古代エジプト時代には、クレオパトラも安眠のために利用したと言われている。又ジャーマンカモマイルは強い抗炎症作用を持ち、皮膚の保湿作用もあることからスキンケアによく利用される。

2. あわてて家具にぶつかった（打ち身・ねんざ緊急オイル）

＜打ち身・ねんざ緊急オイル＞

- 精油：
  - ヘリクリサムイタリカム／2滴　　ウィンターグリーン／2滴　　ローリエ／2滴

- キャリアオイル：
  - ヘーゼルナッツ油／5ml

- 作り方：

  耐熱ガラスビーカーにヘーゼルナッツ油と精油を入れ、よく混ぜる。
  遮光瓶に移し完成。
  ※使う度によく振ること。　※冷暗保存で2〜3ヶ月で使いきること。

＜精油の説明＞

◎ヘリクリサム イタリカム

- 学　　　名：*HELICHRYSUM ITALICUM*
- 科　　　名：キク科
- 抽 出 部 位：花付草
- 主 な 産 地：フランス（コルシカ限定）
- 特徴的成分：ジオン（ジケトン類）、酢酸ネリル（エステル類）、プロピオン酸ネリル（エステル類）
- 主 な 特 性：抗凝血、血液粘度低下、動脈循環促進、冠状動脈拡張、コレステロール減少、炎症抑制、瘢痕形成、鎮痛、痙攣抑制、抗カタル、肝臓の機能を高める作用など

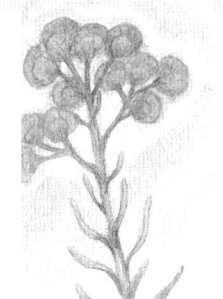

◎ウィンターグリーン

- 学　　　名：*GAULTHERIA FRAGRANTISSIMA*
- 科　　　名：ツツジ科
- 抽 出 部 位：全草
- 主 な 産 地：ネパール
- 特徴的成分：サリチル酸メチル（エステル類）
- 主 な 特 性：痙攣抑制、鎮痛、炎症抑制、肝機能刺激促進作用など

Ⅴ フランス式アロマレシピ集

◎ローリエ
（詳細はp.20 参照）

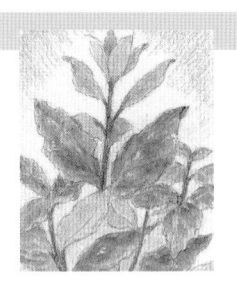

＜体験談＞ （本部講座＆カルスポ講座　Kさん）

　還暦野球を楽しんでいる夫が右膝を負傷し、びっこをひき、残念そうな表情で帰宅しました。明日も試合があり、メンバーに余裕がないとのこと。私に「脚のマッサージで少し良くなる可能性があるの？」と聞く為、以前若子先生から、ねんざで松葉杖をついていた人が、ヘリクリサムの精油で良くなったという話を参考に試してみることにしました。

　右膝の傷の手当をした後、腫れている部分を中心にヘリクリサムの精油の原液をぬりました。そしてフットタッチ・ケア用オイルでフットタッチ・ケアを行い、祈る思いで眠りにつきました。

　翌朝、朝食の準備をしていると、階段を下りる軽い足音、そして朝の挨拶と共にユニホーム姿でスタスタと歩く嬉しそうな夫の姿に私はびっくりしたのでした。

　玄関で見送る時、夫は小躍りしている少年のようであり、その日の試合は大活躍で満足気な顔で帰宅しました。本当に信じられない出来事でした。

※精油の原液使用は非常に例外的です。ヘリクリサム イタリカムの精油は、ぶつけたり転んだりした緊急時、局部的にのみ使用して下さい。

3. 今月もつらい痛み（月経痛ブレンドオイルとハーブティ）

一般に月経痛と呼ばれるものは、月経困難症のことを言います。

排卵周期中の月経に関係する周期的な痛みがあり、下腹部痛は通常痙攣性あるいは疝痛性の場合が多く、にぶい持続性の痛みの場合もあり、また腰や足に広がることもあります。痛みは月経前あるいは月経とともに始まり24時間後にピークを迎え、通常2日後には治まるとされています。頭痛、悪心、便秘や下痢、頻尿がよく見られ、嘔吐も時として起こります。

つらい月経痛を和らげるために、月経が始まる1週間前から、お風呂上がりなどに下腹部をこのブレンドオイルでマッサージしましょう。

＜月経痛ブレンドオイルレシピ＞

●精油：
- ◎ローマンカモマイル／1滴　◎野生ラベンダー／2滴　◎マジョラム／2滴
- ◎クラリセージ／2滴

●キャリアオイル：
- ◎カレンデュラ油／10ml　◎スイートアーモンド油／10ml

●作り方：

耐熱ガラスビーカーにキャリアオイルを入れ、よく混ぜる。精油を加えよく混ぜ、遮光瓶に移し完成。
※使う度によく振ること。　※冷暗保存で2〜3ヶ月で使いきること。

＜精油の説明＞

◎ローマンカモマイル

（詳細はp.17 参照）

◎野生ラベンダー

（詳細はp.17 参照）

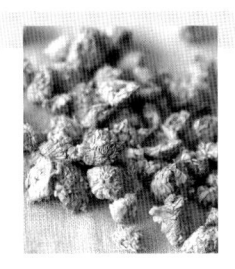

Ⅴ フランス式アロマレシピ集

◎マジョラム

学　　　名	:ORIGANUM MAJORANA
科　　　名	:シソ科
抽 出 部 位	:花付草
主 な 産 地	:エジプト
特徴的成分	:4-テルピネオール(モノテルペノール類)、α及びγ-テルピネン(モノテルペン類)、シスツヤン-4-オール(モノテルペノール類)
主 な 特 性	:自律神経のバランスをとる、鎮痛(リウマチ、月経痛、神経痛)、神経のアンバランスを回復、痙攣抑制、血液循環促進(冷え性)、消化機能を高める、炎症抑制作用など

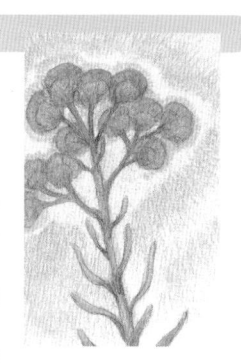

◎クラリセージ

学　　　名	:SALVIA SCLAREA
科　　　名	:シソ科
抽 出 部 位	:乾いた花付草
主 な 産 地	:フランス
特徴的成分	:酢酸リナリル(エステル類)、スクラレオール(ジテルペノール類)、リナロール(モノテルペノール類)、ゲルマクレンD(セスキテルペン類)
主 な 特 性	:女性ホルモン様、痙攣抑制、自律神経のバランスをとる、炎症抑制、リラックス作用など
注　　　意	:妊婦及びホルモン依存型による諸症状は使用不可

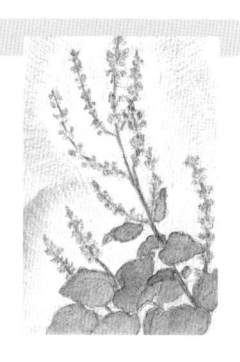

＜体験談＞　(栄講座　Hさん)

　栄教室で月経痛ブレンドオイルを教えて頂いたのですが、これを使用したら、何十年と生理の度に服用していた痛み止めを使用しなくて済んだので驚きでした。

　生理一週間前から下腹部にマッサージを開始したのですが、途中忘れたりしてマッサージをしない日も何度かありました。生理が来てしまい慌てて朝晩くらいに1日2回マッサージを、いつも生理痛がひどい3日間くらい行ったところ、全く痛くなかった、というのではなく、激痛からは解放され、薬を服用しなくても我慢できる程度の痛みでした。きちんと1週間前から毎日マッサージをしていたら、きっともっと効いていたのではないかと思います。

　精油の効果を改めて実感しました。教えて頂き、ありがとうございました。

4. 熱を伴う風邪（ブレンドオイルとハーブティ）

　このブレンドオイルがあれば、予防だけでなく、風邪をひいてしまってからでも1日2〜3回すりこむだけで鼻づまり、鼻水、頭痛、喉の痛み、発熱などイヤな症状を軽くしてくれます。

　風邪は体力が弱った時にウィルスが侵入して発症するわけですが、解熱剤などが入った風邪薬を使用して毒や熱を体内に閉じ込めるよりも、自らの免疫力を高め、体外に排出した方が安全で効果的です。

　私がパリで風邪をひいてしまった時、友人の薬剤師に生体の免疫系を刺激する作用がある精油を何種かブレンドしたローションを処方されましたが、一度熱が高くはなったものの1日で楽になりました。その時の精油はすべて原液でしたが、今回のレシピはベースオイルで希釈したブレンドオイルです。寝る前に首や背中に塗布します。

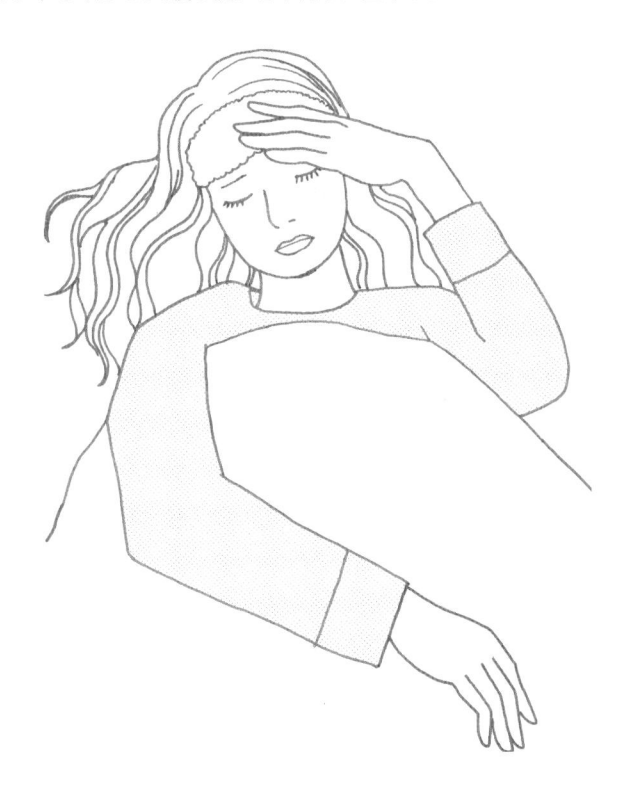

Ⅴ フランス式アロマレシピ集

＜ブレンドオイルレシピ＞

●精油：

◎ペパーミント／3滴　◎ラヴィンサラ／3滴　◎マウテンセイボリー／2滴

●キャリアオイル：

◎マカダミアナッツ油　20ml

●作り方：

マカダミアナッツ油を耐熱ガラスビーカーに量り、そこへ精油を加えよく混ぜる。遮光瓶に移し完成。
※使う度によく振ること。　※冷暗保存で2～3ヵ月で使いきること。

＜精油の説明＞

◎ペパーミント

（詳細はp.20参照）
注　　意：乳幼児には使用不可。子供、妊婦に使用するときは十分に注意。

◎ラヴィンサラ

（詳細はp.48参照）

◎マウテンセイボリー

学　　　名：*SATUREJA MONTANA*
科　　　名：シソ科
抽 出 部 位：花付草
主 な 産 地：フランス
特徴的成分：カルバクロール(フェノール類)、パラシメン(モノテルペン類)、チモール(フェノール類)、β-ビサボレン(セスキテルペン類)
主 な 特 性：強い抗菌、抗ウィルス、抗寄生虫、免疫力強化、鎮痛作用など
注　　　意：皮膚刺激に注意。最少量を短期間で使用。

＜ハーブティ＞

・ヘンプアグリモニー(ヒヨドリバナ)
　　　学　　名：Eupatorium cannabinum
　　　科　　名：キク科
　　　使用部位：地上部
　　　期待される作用：免疫機能向上作用 ― 再発する感染症／肝機能強壮作用／解熱・発汗作用／抗炎症作用 ― 咽頭炎、気管支炎／浄化作用 ― 肌のくすみ／鎮痛作用
　　　注　　意：キク科アレルギーがある方は使用不可

　川や湖など湿った土地に多くみられる。堂々とした構えのこのハーブは1m以上になることもある。肝臓と腎臓のトラブルによって起こる肌のくすみやシミにもよく利用される。肝毒性物質から肝細胞を守る働きも確認されている。再発する感染症の治療や予防に有効なハーブの一つである。

・ペパーミント
　　　学　　名：Mentha piperita
　　　科　　名：シソ科
　　　使用部位：葉
　　　期待される作用：消化促進作用 ―胃痛、腹痛、吐き気／抗ケイレン作用 ― せき、気管支炎／解熱作用

　ミント類はたくさんの品種があり、ティとして利用される多くはペパーミントティとスペアミントティである。心地よい清涼感とメントール臭で、胃の痛み、吐き気、乗り物酔いの軽減など多くの効能が期待される。ハーブティに含有される精油の抗菌作用は、腸内ガスの発生を抑え腹部膨満感を改善する。

・エキナセア
　　　学　　名：Echinacea angustifolia(purpurea)
　　　科　　名：キク科
　　　使用部位：根茎
　　　期待される作用：風邪等感染症治療の補助／慢性呼吸器感染／尿路感染治療の補助
　　　注　　意：妊婦・授乳婦、6歳以下の子供は使用不可
　　　　　　　　キク科アレルギーがある方は使用不可

Ⅴ フランス式アロマレシピ集

・セイヨウシロヤナギ
　　　学　　名：Salix alba
　　　科　　名：ヤナギ科
　　　使用部位：樹皮
　　　期待される作用：抗炎症作用 ― 風邪の時のうがい／解熱作用／鎮痛作用
　　　注　　意：妊婦・授乳婦、6歳以下の子供は使用不可
　　　　　　　　アスピリンアレルギーのある方は使用不可

　セイヨウシロヤナギは湿った場所を好む。サリチル酸誘導体を含有しておりアスピリンに似た特性を持つ。ヨーロッパでは悪寒やインフルエンザのような状態の時、これを使用する人も多いと言われている。そして痛み全般、特にリウマチや関節の痛みの軽減に有効。

・マローブルー
　　　学　　名：Malva sylvestris
　　　科　　名：アオイ科
　　　使用部位：花
　　　期待される作用：粘膜の抗炎症作用 ― 呼吸器系統、消化器、皮膚／鎮静作用／解毒作用／便秘改善作用

　マローは鎮咳作用と抗炎症作用のある粘滑成分を含んでおり、呼吸器の痛みを和らげ咳をおさえ、気管支炎の炎症を鎮める。ティとしてフランスでよく普及している。

5. 頭皮のケアもアロマで（育毛トニック）

＜育毛トニック＞

●精油：（全部で5滴になるよう好みの量使用する）

◎ローズマリーシネオール　◎バージニアンシダーウッド　◎イランイラン EX　◎ビターオレンジ果皮などカンキツ系の精油

●基剤、エキス等：

◎ウォッカ／30ml　◎アロエベラエキス／0.5ml　◎温州みかんエキス／0.5ml　◎An ウォーター／70ml　※An ウォーター：化粧水として使うイオン水

●作り方：

1. 耐熱ガラスビーカーにウォッカ、エキス、精油の順で入れ、よく耐熱ガラスマドラーで混ぜ、ボトルに移す
2. An ウォーターを量り、ボトルに移す
3. よく振って完成（スプレー口から漏れる可能性があるので、左右に揺らすような感じで振ること）

※使う度によく振ること。　※冷暗保存で2～3ヵ月で使いきること。

＜精油の説明＞

◎ローズマリーシネオール

（詳細はp.42 参照）

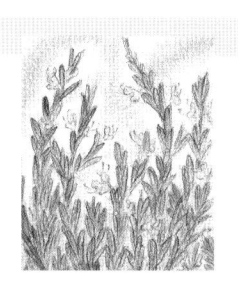

◎バージニアンシダーウッド

学　　名：*JUNIPERUS VIRGINIANA*
科　　名：ヒノキ科
抽 出 部 位：木部
主 な 産 地：アメリカ

特徴的成分：α-セドレン（セスキテルペン類）、セドロール（セスキテルペノール類）、ツヨプセン（セスキテルペン類）
主 な 特 性：静脈循環促進、静脈のうっ血・うっ滞の解消、収斂、抗カタル作用など

◎イランイラン EX

（詳細はp.19参照）

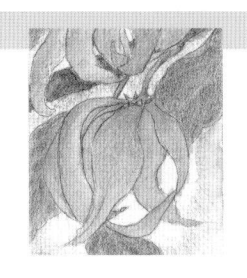

◎ビターオレンジ果皮

学　　　名：*CITRUS AURANTIUM*
科　　　名：ミカン科
抽 出 部 位：果皮
主 な 産 地：イタリア
特徴的成分：リモネン（モノテルペン類）、β-ミルセン（モノテルペン類）、β-ピネン（モノテルペン類）、オクタナール（アルデヒド類）
主 な 特 性：体液循環促進、活力増進、神経の鎮静、抗凝血、炎症抑制作用など
注　　　意：皮膚刺激、光感作作用に注意

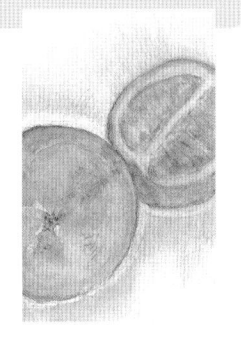

＜体験談＞　（本部講座 Kさん）

　私の主人は毎年円形脱毛ができ、皮膚科でステロイドローションを処方してもらっていました。あまりステロイドを長期に使用するのはいやだなあと思っていましたので、アロマでトニックを作りました。
　このレシピで作ったトニックを使用したところ、ステロイドを使用しなくても2週間ほどすると、うっすら毛が生え出しました。円形性脱毛症はストレスからくるといいます。時期的に生えてくる時期だったかもしれませんが、ステロイドを使用しなくても済んだので、とても喜んでいました。
　今では育毛トニックとして、主人と二人でマッサージしています。香りもよく、とても気分爽快になります。この頃私の生え際の産毛がしっかりしてきた気がします。

6. 春になるとくしゃみ（花粉症ブレンドオイルとハーブティ）

　アレルギー性の鼻炎は季節性または通年性のくしゃみ、鼻漏、鼻のうっ血、かゆみ、そしてしばしば結膜炎と咽頭炎によって特徴づけられます。アレルギー性鼻炎の急性季節性型を特に花粉症とも呼びます。一般に風に運ばれる花粉により誘導され、春型は樹木の花粉、夏型はイネ科の草の花粉および雑草の花粉に、また秋型は雑草の花粉によります。空気中の真菌胞子によって引き起こされる場合もあります。地理的地域差は大きいようです。花粉の季節が始まると、鼻、口蓋、咽頭、および眼がしだいにあるいは突然にむずがゆくなり始めます。流涙、くしゃみ、透明で水っぽい鼻汁がかゆみに伴い、またはそれに続いて起こります。前頭部頭痛、およびいらいら感が起こることもあります。まれに食欲不振、抑うつ症、および不眠症が起こることもあります。結膜は充血し、そして鼻粘膜は腫脹し、青みがかった赤色となります。咳および喘息様の喘鳴が季節の進行につれて進むことがあります。

＜ブレンドオイル＞

● 精油：
　◎ユーカリラディアタ　◎ラヴィンサラ　◎ペパーミント

● 使い方：
　上記精油を適宜ブレンドした小瓶を持ち歩き、原液をコットンやティッシュにたらして香りを吸い込むと、鼻の通りがよくなります。

＜精油の説明＞

◎ユーカリラディアタ
　（詳細はp.36参照）

◎ペパーミント
　（詳細はp.20参照）
　注　意：乳幼児には使用不可。子供、妊婦に使用するときは十分に注意。

◎ラヴィンサラ
　（詳細はp.48参照）

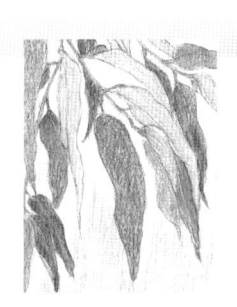

＜ハーブティ＞

・ペパーミント

　　　学　　名：Mentha piperita
　　　科　　名：シソ科　　　　　　　　（詳細はp.61を参照）
　　　使用部位：葉

・セイヨウイラクサ（ネトル）

　　　学　　名：Urtica dioica
　　　科　　名：イラクサ科
　　　使用部位：葉と新芽
　　　期待される作用：抗アレルギー作用 ─ アレルギー性鼻炎／抗炎症作用 ─ 湿疹、ニキビ／関節炎、リウマチ ─ 尿酸排泄／利尿作用／強壮作用 ─ 疲労感

　　セイヨウイラクサはビタミン（B2、B5、葉酸など）、ミネラル（鉄、マグネシウムなど）、微量元素（銅、亜鉛など）が豊富な植物で、抜け毛や折れやすい爪の手当てに最適。属の学名は、葉のトゲに触れると焼けるように痛いので、ラテン語のURO（焼く）に由来すると言われている。
　　日本では近年、花粉症の症状を緩和するとされ広く利用されている。

・エルダーフラワー（セイヨウニワトコ）

　　　学　　名：Sumbucus nigra
　　　科　　名：スイカズラ科
　　　使用部位：花
　　　期待される作用：抗アレルギー作用 ─ 花粉症の改善／抗ウィルス作用／抗炎症作用 ─ 皮膚炎、ニキビ（外用）／緩下作用／発汗作用 ─ 冷えによる感染症予防に有効

　　ヨーロッパでは古くから人々にとってなくてはならない民間薬として、"田舎の薬箱"と呼ばれてきた。民話の中でもたびたび登場している。樹の高さは10mにもなる落葉樹で、ヨーロッパから北アフリカにかけて分布している。初夏にクリームがかったマスカットの香りのする白い花をつける。未熟の果実、葉、樹皮、種子には有毒物質が含まれているので注意が必要。

・ジャーマンカモマイル

　　　学　　名：Matricaria recutita
　　　科　　名：キク科　　　　　　　　（詳細はp.54を参照）
　　　使用部位：花

＜体験談＞　（長久手本部講座　Мさん）

　私の職場では、今年の3月は例年になく、花粉症の職員たちの症状がひどく、くしゃみと鼻水をすする音があちこちから聞こえる賑やかな日が続いていました。私の息子もひどい花粉症なのですが、花粉症ブレンドハーブティを飲んでいることもあり、見るに見かねて花粉症ブレンドのハーブティをその方たちに飲んで頂きました。すると大好評で、数人の方から欲しいと要望がありました。

　飲用され始めてからは、皆さん薬を飲まなくても症状がかなり治まり、職場に再び静けさが戻りました。効果についてお聞きしたところ、とても美味しく感じられ、症状が楽になるし、体が要求している感じがして、がばがば飲んでしまう。朝飲用すると午後3時頃まで効果がある、とのことでした。また小学生のお子さんが花粉症の薬を使いたくないため、水筒に入れて学校に持たせて飲用したところ、クラスメイトは花粉症の症状が続いているにもかかわらず、いつの間にか症状が治まっていたことに気づかれたという声を聞くことができました。

　あらためてハーブティの即効性と、子供も安心して飲める事に驚いています。

7. どうしても予防したい老化（ローズダマスケナ&乳香）

～10歳若返らせる？？美容オイル～

　ブルガリアの本物のローズダマスケナは最初の香りは強すぎると感じられる方が多いのですが、少しずつ後から複雑なニュアンスが伝わってきます。使用する人や時によって、いつも香りは変化します。

　ブレンドに一滴ローズダマスケナを入れるだけで、あらかじめ期待される効能以外、別のエネルギーが加えられます。

　激しい不安やひどい落ち込み、恐怖症等、また何事にも否定的な考えになっている時（ネガティブになっている時）、ほんの一滴、手首に落としてみて下さい。

　見失いがちな自分自身を取り戻し"幸福感"が短期間に実感できます。

　最近心身共に何かが欠けているなぁ…と思った時、ローズダマスケナを使用すると、誰にでもその"何か"を足してくれる、完璧な香りです。

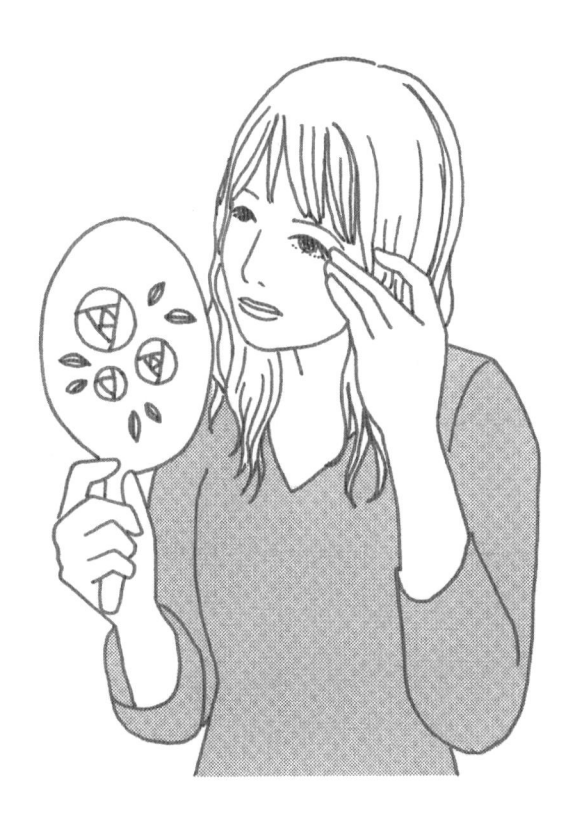

＜ブレンドフェイスオイル＞ ※夜用

●精油：
　◎ローズダマスケナ／1滴　◎乳香／1滴

●キャリアオイル：
　◎アルガン油／5ml　◎ローズヒップ油／5ml

●作り方：
　キャリアオイルを耐熱ガラスビーカーに量り、精油を加えよく混ぜ、ボトルに移し完成。
※使う度によく振ること。　※冷暗保存で2～3ヵ月で使いきること。

＜精油の説明＞

◎ローズダマスケナ
（詳細はp.22参照）

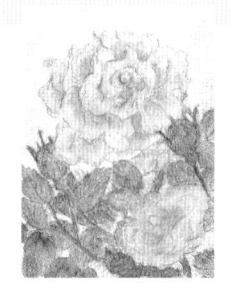

◎乳香（フランキンセンス）
学　　　名：*BOSWELLIA CARTERII*
科　　　名：カンラン科
抽 出 部 位：ゴム樹脂
主 な 産 地：ソマリア
特徴的成分：α-ツエン（モノテルペン類）、α-ピネン（モノテルペン類）、β-ミルセン（モノテルペン類）、サビネン（モノテルペン類）
主 な 特 性：瘢痕形成、抗うつ、皮膚細胞再生促進、感染予防、皮脂分泌調整、去痰作用など

8. 胸が張るような感じ…良くないサイン？（月経前の胸の痛みオイル）

月経が始まる3～7日前になると、さまざまな不快な症状が出てきます。いらいら、憂鬱、怒りやすい等、精神的な症状のほか、乳房が炎症を持って痛くなったり、張ったりします。これらを月経前緊張症といい、女性にとっては辛い時期です。

特に乳房の炎症や張りが驚くほど軽減できるバストケアオイルを協会員たちは使っています。

月経が始まってから2週間後から次の月経前まで毎日、一日一回マッサージするだけです。

効果がすぐ実感できることもあり20代～60代と幅広い年代に人気があります。

【注意】 乳房は大変デリケートです。力を入れてマッサージすると逆に乳腺に炎症を起こす可能性がありますので、優しくさすり上げるようにマッサージして下さい。

＜ブレンドオイル＞

●精油：
◎レモングラス 2滴　◎キャロットシード／2滴　◎ゼラニウムブルボン／2滴　◎パルマローザ／2滴

●キャリアオイル：
◎ヘーゼルナッツ油／10ml　◎マカダミアナッツ油／10ml

●作り方：
キャリアオイルを耐熱ガラスビーカーに量り、よく混ぜる。そこへ精油を加え混ぜ、遮光瓶に移し完成。
※使う度によく振ること。　※冷暗保存で2～3ヵ月で使いきること。

＜精油の説明＞

◎レモングラス

学　　　名：*CYMBOPOGOM CITRATUS*
科　　　名：イネ科
抽 出 部 位：草
主 な 産 地：ガテマラ
特徴的成分：ゲラニアール（アルデヒド類）、ネラール（アルデヒド類）
主 な 特 性：炎症抑制、体液循環促進、神経の鎮静作用など

◎キャロットシード

- 学　　　名：*DAUCUS CAROTA*
- 科　　　名：セリ科
- 抽 出 部 位：種子
- 主 な 産 地：フランス
- 特徴的成分：カロトール(セスキテルペノール類)、ダウセン(セスキテルペン類)、ダウコール(セスキテルペノール類)
- 主 な 特 性：肝臓の機能を高める、腎機能を高める、膵臓機能を高める、消化機能を高める、皮膚細胞再生促進、貧血の予防・解消、炎症抑制、精神を強くする作用など

◎ゼラニウムブルボン

(詳細はp.21参照)

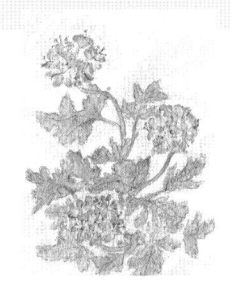

◎パルマローザ

- 学　　　名：*CYMBOPOGON MARTINII*
- 科　　　名：イネ科
- 抽 出 部 位：草
- 主 な 産 地：インド
- 特徴的成分：ゲラニオール(モノテルペノール類)、蟻酸ゲラニル(エステル類)、酢酸ゲラニル(エステル類)、リナロール(モノテルペノール類)
- 主 な 特 性：リンパ循環促進、感染予防、抗細菌、抗ウィルス、神経、子宮、心臓の疲労回復作用など

9. 理想の身体に近付きたい（スリミングミルク）

＜スリミングミルク＞

●精油：

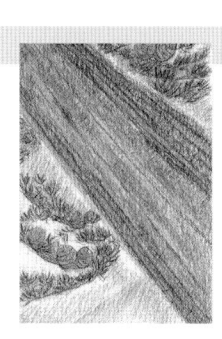

◎アトラスシダーウッド／2滴　◎ゼラニウムブルボン／3滴　◎グレープフルーツ／2滴　◎パチュリー／2滴　◎ローズマリーシネオール／3滴

●基材：

◎モイスチャーオイル／20ml　◎アルギン酸ジェル／30ml

●作り方：

　　モイスチャーオイルを耐熱ガラスビーカーに量り、精油を加え、よく混ぜる。そこへアルギン酸ジェルを加え、乳化するまでよく混ぜる。遮光瓶に移し移し完成。
※使う度によく振ること。　※冷暗保存で2～3ヵ月で使いきること。

＜精油の説明＞

◎アトラスシダーウッド

学　　　名：CEDRUS ATLANTICA
科　　　名：マツ科
抽 出 部 位：木部
主 な 産 地：モロッコ
特徴的成分：α 及び β 及び γ- ヒマカレン（セスキテルペン類）、アトラントン（ケトン類）
主 な 特 性：炎症抑制、粘液溶解、癒傷、瘢痕形成、脂肪分解作用など
注　　　意：乳幼児、子供、妊婦は使用不可

◎ゼラニウムブルボン

（詳細はp.21参照）

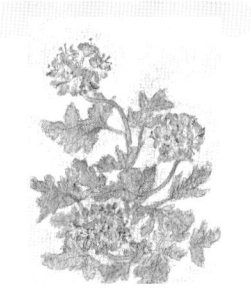

◎グレープフルーツ

（詳細はp.36参照）
注　　意：塗布する場合は皮膚刺激、光感作作用に注意

◎パチュリー

学　　　名：*POGOSTEMON CABLIN*
科　　　名：シソ科
抽 出 部 位：葉
主 な 産 地：インドネシア
特徴的成分：パチュロール(セスキテルペノール類)、α 及びδ- グアイエン(セスキテルペン類)、α 及びβ- パチュレン(セスキテルペン類)、α- ブルネセン(セスキテルペン類)
主 な 特 性：うっ血・うっ滞の解消、炎症抑制、皮膚細胞再生促進、癒傷、疲労回復作用など

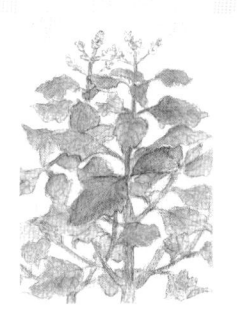

◎ローズマリーシネオール

（詳細はp.42参照）

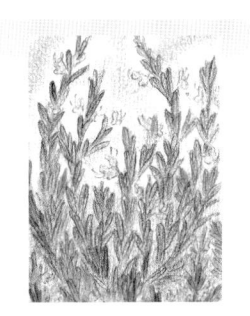

10. 咳が止まらない（ジェル）

咳は気道に侵入した刺激性のガスや異物、気道内分泌物などによる物理的あるいは化学的刺激によって生じる他、肋膜炎、腫瘍による気道の圧迫、心因性によっても起こる激しい突発性呼吸運動です。

咳反射は本来、異物を排除するための防御反射であるのでむやみに咳を抑制するべきではありませんが、悪心や嘔吐による食物摂取の障害、呼吸器や循環器障害のある場合などは咳発作を抑制する必要があります。

＜夜、咳で眠れない時のためのジェル＞

●精油：

　◎ラベンダーアングスティフォリア／3滴　◎ラヴィンサラ／3滴　◎ニアウリ／2滴　◎マートルグリーン／2滴　◎ブラックスプルース／3滴　◎マジョラム／2滴

●基材：

　◎アルギン酸ジェル／50ml

●作り方：

　アルギン酸ジェルを広口遮光瓶に入れ、そこへ精油を加えて耐熱ガラスマドラーでよく混ぜて完成。
　※使う度によく振ること。　※冷暗保存で2〜3ヵ月で使いきること。

＜精油の説明＞

◎ラベンダーアングスティフォリア

（詳細はp.47参照）

◎ラヴィンサラ

（詳細はp.48参照）

◎ニアウリ

（詳細はp.48参照）

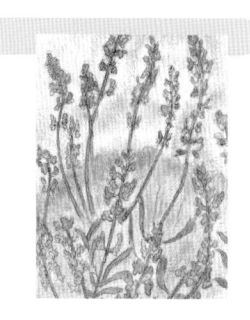

◎マートルグリーン

- 学　　名：*MYRTUS COMMUNIS*
- 科　　名：フトモモ科
- 抽出部位：葉
- 主な産地：フランス・コルシカ（限定）
- 特徴的成分：*1.8-* シネオール（オキサイド類）、*α-* ピネン（モノテルペン類）
- 主な特性：去痰・粘液溶解、感染予防、うっ血・うっ滞の解消作用など

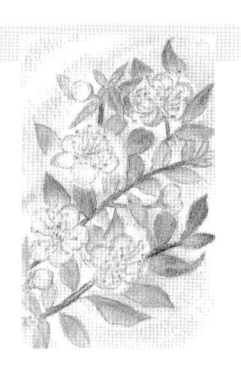

◎ブラックスプルース

- 学　　名：*PICEA MARIANA*
- 科　　名：マツ科
- 抽出部位：針葉と若い小枝
- 主な産地：カナダ
- 特徴的成分：酢酸ボルニル（エステル類）、カンフェン（モノテルペン類）、*α-* ピネン（モノテルペン類）、*δ3-* カレン（モノテルペン類）
- 主な特性：感染予防、痙攣抑制、疲労回復作用など

◎マジョラム

（詳細はp.58参照）

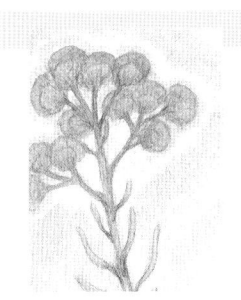

Ⅴ フランス式アロマレシピ集

＜自宅でのアロマ活用体験談＞

※アルギン酸ジェルを使った別レシピの体験談です。

　若子あや子先生のレシピ本(前書)にある"スリミングジェル"に興味を持ち6月頃からサイプレスとセイヨウナツユキソウの精油を使ったジェルを使い始めました。お風呂上りに気になっている太ももとふくらはぎを中心にほぼ毎日続けました。1ヶ月くらい経ったころ、いつも履いているジーパンの太ももあたりに余裕が感じられ、また1日立ちっぱなしの仕事をしている為、終わると脚に重だるさとむくみ感があったのが、気がつくとあまり感じなくなっていました。そしてまた先日の教室で、セイロンシトロネラやユーカリデイビス、ペパーミントなど5種類の精油をブレンドした"スリミングジェル"を作成し、効果が期待される生理の2週間後から、これは主にウエストと二の腕に使っていきました。この効果はすごく、なんと2週間ほどでウエストにくびれが出現！！、二の腕も引き締まったように感じました。使い心地もペパーミントが入っているのでスーッとして気持ちが良く、この効果にはホントに驚きました。引き続き使っていこうと思います。

　　　　　　　　　　　　　　　　　　　　　　　（中日文化センター　Yさん）

レシピ：アルギン酸ジェル又はカーボポールジェル50ml、ユーカリデイビス2滴、セイロンシトロネラ2滴、ゼラニウムブルボン2滴、バージニアンシダーウッド2滴、ペパーミント2滴

＜コラム＞　免疫力を上げる

　屋外で長時間過ごす日、放射線が心配なときはこんなブレンドハーブティがあります。

　デトックス作用や免疫力をアップさせる作用があるハーブのブレンドです。各ひとつまみ、1日1〜2回、ティーカップ1杯でいいと思います。

・エゾウコギ

　　　学　　名：Eleutherococcus senticosus
　　　科　　名：ウコギ科
　　　使 用 部 位：根
　　　期待される作用：抗疲労作用／全身強壮作用／抗ストレス作用／免疫力向上作用／運動機能向上作用

　　　エゾウコギは"ロシアの秘密の植物"と呼ばれ、人の耐久力・抵抗力を増強し、作業能率の向上や疲労回復に利用される。またロシア人宇宙飛行士に使われ、集中力を高めストレスを和らげた。

・デスモディアム

　　学　　名：Desmodium aslendens
　　科　　名：マメ科
　　使用部位：葉と茎
　　期待される作用：免疫刺激作用／解毒作用 ― 肝臓ドレナージュ作用

　南アメリカの植物で、クローバーの一種だと言われている。フランスの医師たち、特にオメオパチーを治療に取り入れている医師は、化学療法で弱った肝臓や腎臓のドレナージュに用いる。

　近年、解毒作用のあるハーブとして注目され、ヨーロッパでは薬局で売られるようになった。乾燥の仕方が悪いとカビが生えてしまうので注意が必要。

・エキナセア

　　学　　名：Echinacea angustifolia(purpurea)
　　科　　名：キク科　　　　　　　　　　　　　　　（詳細はp.61を参照）
　　使用部位：根茎

・メリロット

　　学　　名：Melilotus officinalis
　　科　　名：マメ科(二年草)
　　使用部位：葉
　　期待される作用：血流促進作用 ― 静脈の強壮剤／鎮痛作用 ― 月経痛、頭痛／殺菌作用 ― カゼ／抗凝血作用／リンパの流れを良くする／鎮静作用 ― 不眠症
　　注　　意：血液凝固障害の人は使用不可

　小さく黄色い花をつけるこの植物は、ティーにしても非常においしく飲むことができる。学名の「Melilotus」のメリ「Meli」は蜜を意味する。ヨーロッパの伝統療法では、主に利尿剤、抗ケイレン剤として使われてきた。最近の研究でリンパの流れを良くすることで、抗炎症作用や抗浮腫特性に有効であると言われている。静脈の強壮剤と言われている。

Ⅴ フランス式アロマレシピ集

職場／学校で

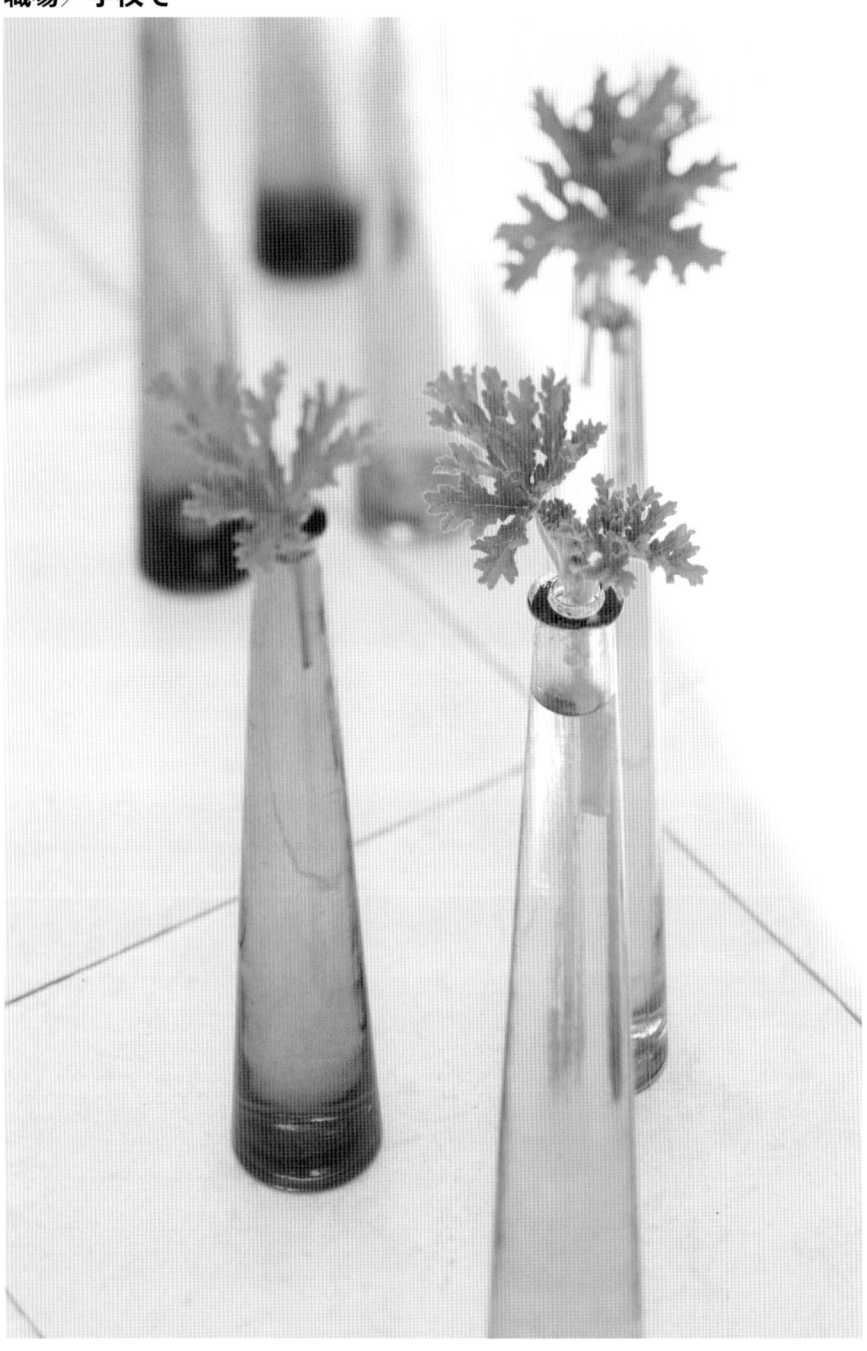

11. 集中しなきゃ…でも頭がズキズキ（頭痛ブレンドオイル）

　原因はよく分からないけれど、頭痛持ちで悩んでいる方は多いのではないでしょうか。ホルモンバランスの問題だったり、気候の変動のせいだったりするかもしれません。

　痛みなんて忘れて、サッサと片付けたい仕事や勉強があるのに、頭痛に襲われてしまうのは本当に憂鬱です。でもあまり鎮痛剤も続けて飲みたくはない・・・と思ったら、アロマブレンドオイルを作ってみましょう。

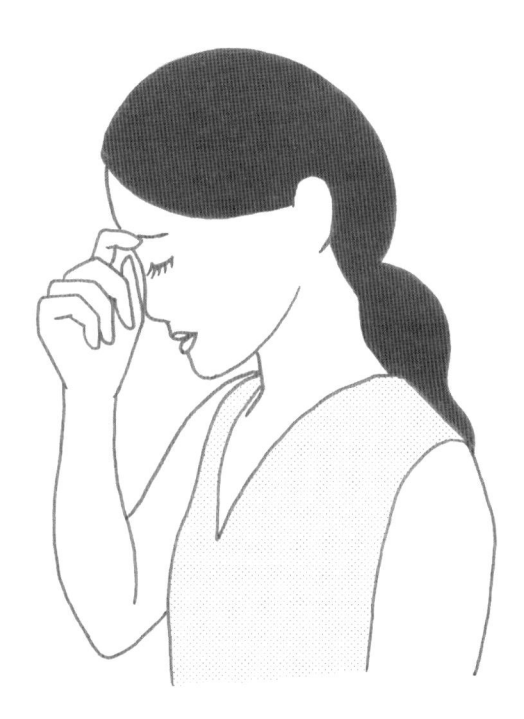

Ⅴ フランス式アロマレシピ集

<頭痛ブレンドオイル>

●精油：

◎ペパーミント／4滴　◎ウィンターグリーン／2滴　◎グランドカモマイル／3滴　◎バジルオイゲノール／1滴

●キャリアオイル：

◎セントジョーンズ油　10ml

●作り方：

　　セントジョーンズ油を耐熱ガラスビーカーに量り、精油を加えよく混ぜ、遮光瓶に移し完成。
※使う度によく振ること。　※冷暗保存で2～3ヵ月で使いきること。

<精油の説明>

◎ペパーミント

（詳細はp.20参照）

◎ウィンターグリーン

（詳細はp.55参照）

◎グランドカモマイル

学　　　名：*CHRYSANTHEMUM PARTHENIUM*
科　　　名：キク科
抽 出 部 位：花付全草
主 な 産 地：フランス
特徴的成分：カンファー（ケトン類）、酢酸クリサンテニル（エステル類）、カンフェン（モノテルペン類）、酢酸ボルニル（エステル類）
主 な 特 性：鎮痛、痙攣抑制、抗カタル作用など
注　　　意：乳幼児、子供、妊婦は使用不可

◎バジルオイゲノール

学　　　名：*OCIMUM GRATISSIMUM*
科　　　名：シソ科
抽 出 部 位：葉
主 な 産 地：ベトナム
特徴的成分：オイゲノール（フェノール類）、α- テルピネオール（モノテルペノール類）
主 な 特 性：感染予防、痙攣抑制作用など
注　　　意：皮膚刺激に注意

＜ハーブティ＞

・フィーバーフュー

　　学　　　名：Chrysanthemum parthenium
　　科　　　名：キク科
　　使 用 部 位：花付草
　　期待される作用：頭痛改善作用 ― 主に偏頭痛／抗炎症作用 ― 関節の腫れ、のどの炎症／鎮痛・鎮痙作用 ― 月経痛／血管拡張作用／解熱作用
　　注　　　意：妊婦・授乳婦、6 歳以下の子供は使用不可。キク科アレルギーがある方は使用不可。

　バルカン半島に広く存在するフィーバーフューは、グランドカモマイルとも呼ばれ、最初にイギリスそれからフランスに持ち込まれた。ストレス、感情、食べ物、月経周期等の要因で起こる頭痛を癒し、体中に安らぎを与えるハーブとして注目を浴びている。また古くから、耳鳴りや月経不順、産後の子宮をきれいにするお茶として利用されてきた。

・カシス

　　学　　　名：Ribes nigrum
　　科　　　名：スグリ科
　　使 用 部 位：葉
　　期待される作用：鎮痛作用 ― リウマチ、関節の痛み、頭痛（セイヨウナツユキソウと組み合わせて）、胃痛／発汗作用 ― 解熱／利尿作用 ― 腎臓、膀胱の強壮作用／炎症抑制作用 ― 扁桃腺炎、歯肉炎、のどの炎症、痛風／血圧降下作用

Ⅴ フランス式アロマレシピ集

・マジョラム
　　　　学　　名：Origanum majorana
　　　　科　　名：シソ科
　　　　使用部位：葉
　　　　期待される作用：鎮痛作用 ― 頭痛／鎮静作用 ― 不眠、不安神経症／鎮痙作用
　　　　　　　　　― 月経痛、喘息／消化促進作用 ― 食欲不振／肝機能強壮作用
　　　　　　　　　― 肝臓の強化

　　　マジョラムは幸福をもたらすと言い伝えられているハーブで、強力な鎮静剤の一つである。夜、休む前にマジョラムのお茶を飲むと、不眠症が改善されぐっすり眠ることができる。体内の毒素を排出させるお茶としてもよく利用する。イライラした気持ちを落ち着かせ頭痛を抑える効果もある。

・セイヨウナツユキソウ
　　　　学　　名：Filipendula ulmria
　　　　科　　名：バラ科
　　　　使用部位：花
　　　　期待される作用：利尿作用 ― 腎臓での水分の排泄促進、浮腫、肥満／鎮痛作用
　　　　　　　　　― リウマチ痛、関節痛、頭痛（カシスと組み合わせて）／解熱・
　　　　　　　　　発汗作用 ― 風邪
　　　　注　　意：妊婦・授乳婦、6歳以下の子供は使用不可。アスピリンアレルギーがある方は使用不可。

12. 一点を見つめ続けて肩が固まる(眼精疲労からの肩こりブレンドオイル)

ものすごく集中してパソコン作業をしている時、視線は画面から外さず、いつの間にか機械的に手だけがキーボードをパタパタパタ…と叩いていることはありませんか。

視線が固まれば首が固まり、そして肩まで固まっていきます。頭痛の原因にもなっているかも?と、いうことで適度に休憩を取りつつ、ブレンドオイルで肩のマッサージを行いましょう。精油の香りで深呼吸するのも大事なポイントです。

肩こりは血流がポイントになっています。静脈は組織を通過し心肺へと還流してくる太い血管、毛細血管とは末梢組織へ血液を運搬する細い血管です。自律神経失調、貧血、運動不足、冷えなどによる四肢の静脈血やリンパ液の流れの悪化はうっ滞、うっ血の原因となります。又、職場環境で長時間、同じ姿勢を続けるなど、オフィスワークの眼精疲労は肩部の過度な緊張から慢性的な肩こりを生じさせます。また、血管の筋肉の収縮力が衰えることも同様に原因となり得ます。

<肩こりブレンドオイル>

●精油：

　◎ローマンカモマイル／2滴　◎ラヴィンサラ／3滴　◎ビターオレンジ葉／4滴　◎ユーカリシトリオドラ／3滴

●キャリアオイル：

　◎アプリコット油／20ml

●作り方：

　アプリコット油を耐熱ガラスビーカーに量り、精油を加えてよく混ぜ、遮光瓶に移し完成。
※使う度によく振ること。　※冷暗保存で2～3ヵ月で使いきること。

Ⅴ フランス式アロマレシピ集

＜精油の説明＞

◎ローマンカモマイル
（詳細はp.17参照）

◎ラヴィンサラ
（詳細はp.48参照）

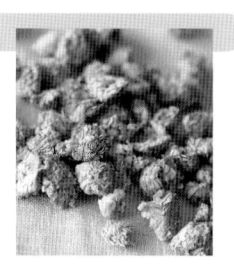

◎ビターオレンジ葉
（詳細はp.18参照）

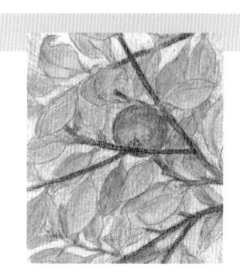

◎ユーカリシトリオドラ
学　　　名：*EUCALYPTUS CITRIODORA*
科　　　名：フトモモ科
抽 出 部 位：葉付小枝
主 な 産 地：ブラジル
特徴的成分：シトロネラール(アルデヒド類)、シトロネロール(モノテルペノール類)、酢酸シトロネリル(エステル類)
主 な 特 性：炎症抑制、鎮痛(リウマチ・関節炎など)、軽い抗ウィルス(ヘルペスなど)、膵臓機能を高める、神経の鎮静作用など

＜ハーブティ＞

・ビルベリー(果実)
　　学　　　名：Vaccinium myrtillus
　　科　　　名：ツツジ科
　　使 用 部 位：果実
　　期待される作用：視覚機能改善作用／循環機能改善作用／抗炎症作用 ― 大腸炎、膀胱炎／抗酸化作用

- サンティラアジアチカ
    - 学　　名：Centella asiatica
    - 科　　名：セリ科
    - 使 用 部 位：地上部
    - 期待される作用：血管強化作用 ― 下肢の静脈の血行不全／脳の活性化作用 ― 記憶力や集中力を高める／免疫力を高める作用／利尿作用／視力を改善させる作用／肝機能を高める作用
    - 注　　意：妊娠、授乳婦、乳幼児使用不可

- オレンジフラワー（ネロリ）
    - 学　　名：Citrus aurantium
    - 科　　名：ミカン科
    - 使 用 部 位：つぼみ
    - 期待される作用：鎮静作用―不眠、不安／抗うつ作用／鎮痛・鎮痙作用―胃、肝臓／心身疲労回復作用―過労

　誰もが憧れるネロリの精油を抽出するオレンジの花びらがこのハーブです。特につぼみは高価で、フランスのフィトテラピーでは不眠症や不安神経症に処方されます。花びら、つぼみ共に、強い緊張感をときほぐしながら、気分が落ち込んでいる時は引き上げてくれる便利な花です。

　心も体も疲れきってなかなか眠れない日はお休み前のリラックスティとして飲まれることをおすすめします。
2010年のパリセミナーで薬剤調剤師マルチノー氏から教わったレシピを紹介します。

＜リラックスブレンドハーブティ＞
- オレンジフラワー（ネロリ）つぼみ　10個
- マジョラム　2g
- パッションフラワー　3g
- セイヨウサンザシ　3g

熱湯を注いで10分置く。
夕食後にカップ1杯飲む。

　これは効果を期待しているブレンドなので、飲みやすさはあまり考慮していません。ネロリは大変甘い香りなのですが、マジョラムなど少し苦みのあるハーブも入っています。飲みづらい場合は、はちみつ等を足してもOKです。

13. なぜか胃がキリキリ（神経性胃炎ブレンドオイルとハーブティ）

　アロマテラピーの調剤を行うパリの薬局では、ピロリ菌対策のアロマカプセルを作ってくれます。精油を海洋ゼラチンで出来たカプセルに入れて作ります。

　胃炎とは、機械的、化学的刺激、細菌や毒素の刺激などで生じる胃粘膜の病気であり、胃粘膜に発赤浮腫や炎症反応が発生するものです。

　また胃神経症とは、概念は明確ではありませんが、一般には神経症ないし機能障害に基づく胃症状を総称していうことが多く、症状の成立には心理的因子が密接に関連している場合を指します。胃腸機能が不安緊張、怒り、抑うつなどの情動に伴って変化することは臨床的にも実際的にも良く知られています。継続的なストレス状態や体質的な自律神経系の失調なども原因となり、自覚的な症状としては食欲不振、上腹部痛、胃の重圧感、吐き気や胸焼けなどの不快症状が主となります。心理的要因により大腸過敏、下痢などの症状が生じ、これを過敏性腸症候群と称する場合もありますが、胃神経症と過敏性腸症候群は、頭痛、めまい、倦怠感、不眠や不安緊張などの他の神経症様症状を伴うなど共通点が多いことが知られています。

＜ブレンドオイル＞

●精油：
　◎バジル／5滴　◎ジュニパーベリー／2滴　◎レモンバーベナ／1滴
　◎ディル／2滴

●キャリアオイル：
　◎玄米胚芽油／10ml

●作り方：
　玄米胚芽油を耐熱ガラスビーカーに量り、精油を加えてよく混ぜ、遮光瓶に移し完成。
　※使う度によく振ること。　※冷暗保存で2〜3ヵ月で使いきること。

＜精油の説明＞

◎バジル

- 学　　　名：*OCIMUM BASILICUM*
- 科　　　名：シソ科
- 抽 出 部 位：葉
- 主 な 産 地：ベトナム
- 特徴的成分：メチルカビコール（エーテル類）
- 主 な 特 性：痙攣抑制、炎症抑制（リウマチ、関節炎）、自律神経のバランスをとる（集中力欠如、心配事）、鎮痛（胃痛）、消化機能を高める、肝臓の機能を高める（乗り物酔い）、胆汁分泌促進、抗ウィルス、催眠、うっ血・うっ滞の解消（主に静脈と前立腺）作用など

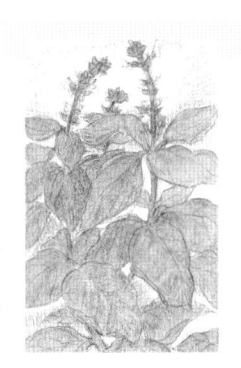

◎ジュニパーベリー

（詳細はp.19参照）

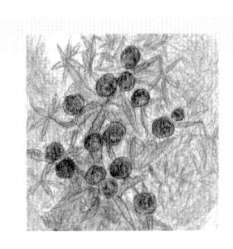

◎レモンバーベナ

- 学　　　名：*LIPPIA CITRIODORA*
- 科　　　名：クマツヅラ科
- 抽 出 部 位：葉
- 主 な 産 地：モロッコ
- 特徴的成分：ゲラニアール（アルデヒド類）、ネラール（アルデヒド類）、リモネン（モノテルペン類）、ゲルマクレンD（セスキテルペン類）
- 主 な 特 性：神経の鎮静、炎症抑制、消化機能を高める、脾臓機能促進、自律神経のバランスをとる、催眠作用など

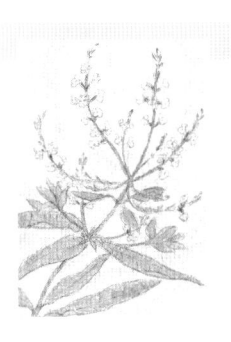

◎ディル

- 学　　　名：*ANETHUM GRAVEOLENS*
- 科　　　名：セリ科
- 抽 出 部 位：全草
- 主 な 産 地：ハンガリー
- 特徴的成分：エポキシメンタン（オキサイド類）、$α$-フェランドレン（モノテルペン類）、d-カルボン（ケトン類）
- 主 な 特 性：消化機能を高める、肝臓の機能を高める、利尿、痙攣抑制、膨満感解消、催乳、抗うつ作用など
- 注　　　意：乳幼児、妊婦は使用不可

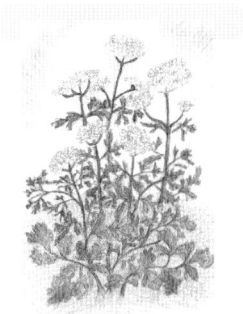

Ⅴ フランス式アロマレシピ集

＜ハーブティ＞

・マジョラム

学　　名：Origanum majorana
科　　名：シソ科　　　　　　　　（詳細はp.82を参照）
使用部位：葉

・バジル

学　　名：Ocimum basilicum
科　　名：シソ科
使用部位：葉
期待される作用：消化促進作用／ケイレン抑制作用／抗菌作用／強壮作用

　イタリアのパスタソース"ジェノベーゼ"でおなじみのバジルの原産地はインドと言う説が有力である。トマト料理以外にも肉、魚、野菜等どんな料理にも良くあう。フランスでは１２世紀頃からすでに栽培され、消化器系の不調や、よく眠れない人たちに利用されてきた。

・ペパーミント

学　　名：Mentha piperita
科　　名：シソ科　　　　　　　　（詳細はp.20を参照）
使用部位：葉

・フェンネル

学　　名：Foeniculum vulgare
科　　名：セリ科
使用部位：種子
期待される作用：消化機能を高める作用 ― 整腸、食欲増進、駆風／解毒作用／利尿作用 ― 浮腫／催乳作用
注　　意：妊娠中は使用不可

　フェンネルは古代メソポタミアの医用植物のひとつで、精油を体内の寄生虫に使用していた。フェンネルは古くからダイエットに利用してきた。植物全体に心地よいアニスの香りがする。近年フランスで消化障害（膨満感、吐き気など）にミントとフェンネルの組合せが有効だと報告されている。

14. 冬、暖房の使い始めに気を付けましょう（感染予防吸入用ブレンドオイル）

　冬の映画館や地下鉄、人が多い場所に行くとあたたまった空気がどんよりとして、誰かが咳込んだりするとなんとなく心配になりますよね。

　この精油の香りで気分もスッキリとしますし、吸い込むことで鼻から気管まで精油の成分が入り込んで、風邪の菌を入れさせない準備をしてくれます。小瓶に詰め替えて、常にカバンにしのばせておくようにしましょう。また感染予防は冬だけでなく、どの季節でもまめに行うことが大切です。

　キャリアオイルが5mlに対して精油が16滴と、かなり濃いめのブレンドです。少量を局部的に使いましょう。のどや気管に沿って、また耳の後ろに少し塗りましょう。キャリアオイルと混ぜない原液の状態で使う際には、直接皮膚には付けず、ティッシュやコットンに数滴染み込ませ、1時間おきくらいに香りを吸い込んで下さい。

＜ブレンドオイル＞

●精油：

- ローズマリーシネオール／2滴
- ユーカリラディアタ／3滴
- ラヴィンサラ／2滴
- ローズウッド／2滴
- ニアウリ／2滴
- ラバンジン／2滴
- シベリアモミ／2滴
- クローブ／1滴

●キャリアオイル：

- 玄米胚芽油／5ml

●作り方：

　玄米胚芽油を耐熱ガラスビーカーに量り、精油を加えよく混ぜ、遮光瓶に移し完成。
※使う度によく振ること。　※冷暗保存で2～3ヵ月で使いきること。

Ⅴ フランス式アロマレシピ集

＜精油の説明＞

◎ローズマリーシネオール
（詳細はp.42参照）

◎ユーカリラディアタ
（詳細はp.36参照）

◎ラヴィンサラ
（詳細はp.48参照）

◎ローズウッド
学　　　名：ANIBA ROSAEODORA
科　　　名：クスノキ科
抽 出 部 位：木部
主 な 産 地：ブラジル
特徴的成分：リナロール（モノテルペノール類）、α-テルピネオール（モノテルペノール類）
主 な 特 性：感染予防、抗細菌、抗ウィルス、鎮痛、デオドラント作用など

◎ニアウリ
（詳細はp.48参照）

◎ラバンジン
（詳細はp.36参照）

◎シベリアモミ
（詳細はp.36参照）

◎クローブ
学　　　名：EUGENIA CARYOPHYLLATA
科　　　名：フトモモ科
抽 出 部 位：花蕾
主 な 産 地：マダガスカル
特徴的成分：オイゲノール（フェノール類）、酢酸オイゲニル（エステル類）
主 な 特 性：抗ウィルス、腐敗予防、感染予防、抗細菌、抗寄生虫、子宮強壮、免疫力強化、活力増進作用など
注　　　意：塗布する場合皮膚刺激に注意

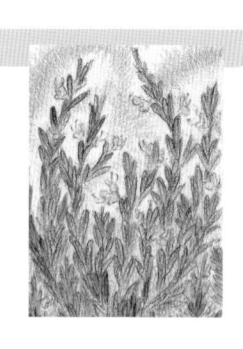

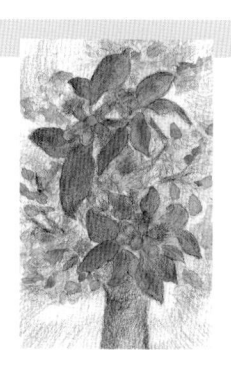

15. プールでうつるかも（しらみ対策シャンプー）

　パリのお母さんたちに聞くと、フランスの学校ではかなりの確率で子供にしらみが付いてしまうらしく、対策に頭を悩ませています。しらみを殺すシャンプーもあるようですが、やはり強い作用を持った製品を使うのは不安があるようで…。

　フランス独特の状況かと思いきや、どうやら日本でもしらみがまだまだ頑張っているようです。

　抗菌に関してはアロマテラピーが力を発揮します。なおかつ頭皮もさっぱりとしますし、良い香りでさわやかなバスタイムを楽しめます。ぜひ予防的にも精油入りシャンプーを使ってみて下さい。

＜ブレンドオイル＞

●精油：
- ◎ティートリー／3滴　◎ラベンダーアングスティフォリア／3滴

●キャリアオイル：
- ◎スイートアーモンド油／5〜10ml

●基剤：
- ◎石けんシャンプー／50ml

●作り方：
- ・石けんシャンプーをボトルに量っておく
- ・スイートアーモンド油に精油を混ぜ、ボトルに入れる
- ・乳化するまでよく振って混ぜる
- ※使う度によく振ること　※1〜2ヶ月で使いきること

＜精油の説明＞

◎ラベンダーアングスティフォリア

（詳細はp.47 参照）

◎ティートリー

（詳細はp.47 参照）

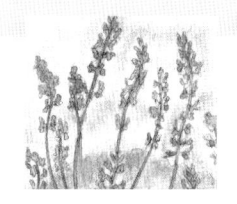

16. 夏、アロマでもできる制汗剤・消臭剤(シルクパウダー)

ロッカールームで夏、シューっという音とともに白っぽい煙のようなスプレーがあちらこちらで発射されているのは、学生から社会人まで、見慣れた光景です。

パリセミナーでのキエネ医師の講演では、アルミ入り制汗剤に対する注意が何度も触れられており、協会員たちはいつも自分でアロマの制汗・消臭剤を作っています。

精油を使って手作りできれば、香りが良くて安心できる制汗剤を手に入れることが出来るのです。腋だけでなく、足元にも使って、夏のにおいのお悩みを解消しましょう。

＜ブレンドオイル＞

●精油：
- ◎イランイランEX／2滴　◎ベルガモットミント／2滴　◎ラベンダースピカ／2滴　◎ゼラニウムブルボン／2滴

●基剤：
- ◎シルクパウダー／10g

●作り方：
- ・シルクパウダーを厚手の丈夫なチャック袋に入れ、粉の上をめがけて精油を落とす。
- ・チャックをしっかりと閉じ、粉に精油をしっかりともみこむ。
- ・パフケースに入れて湿気を避けて保存する。

※3～6ヵ月で使いきる

＜精油の説明＞

◎イランイラン EX
（詳細はp.19参照）

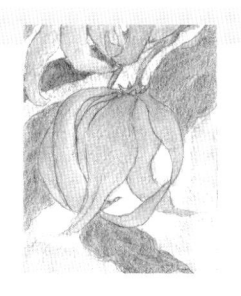

◎ベルガモットミント
学　　　名	*MENTHA CITRATA*
科　　　名	シソ科
抽 出 部 位	花付草
主 な 産 地	インド
特徴的成分	酢酸リナリル(エステル類)、リナロール(モノテルペノール類)、メントール(モノテルペノール類)、α-テルピネオール(モノテルペノール類)
主 な 特 性	痙攣抑制、炎症抑制、自律神経のバランスをとる作用など

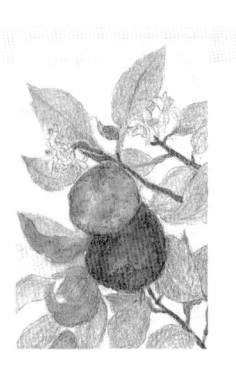

◎ラベンダースピカ
学　　　名	*LAVANDULA LATIFOLIA* または *LAVANDULA SPICA*
科　　　名	シソ科
抽 出 部 位	花付草
主 な 産 地	フランス
特徴的成分	*1.8-*シネオール(オキサイド類)、カンファー(ケトン類)、リナロール(モノテルペノール類)、ラバンデュロール(モノテルペノール類)
主 な 特 性	炎症抑制、鎮痛、去痰、抗カタル、感染予防、抗細菌、強心作用など
注　　　意	乳幼児、子供、妊婦は使用不可

◎ゼラニウムブルボン
（詳細はp.21参照）

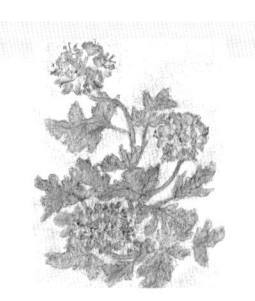

Ⅴ フランス式アロマレシピ集

17. 手の美しい女性のために（お肌に優しいみつろうクリーム）

書類を扱い、空調で乾燥し、また洗剤などで荒れた自分の手を見るのは辛いものです。
お菓子の材料にも使える安全なみつろうとカカオ脂、そして精油・植物油だけで、まったく無添加の自分だけのアロマハンドクリームが完成します。

当協会がレシピを監修したこのクリームが愛知県の中部ろうさい病院の売店でも売られています。実は、産婦人科に入院しているママたちからのリクエストで商品化されました。その目的はハンドクリームというより、赤ちゃんがおっぱいを飲む時に噛みついて傷が出来た乳首のケアをするため。
赤ちゃんが口に含んでも悪影響の無い素材で出来たクリームを市販のもので見つけるのは大変だと思います。このレシピですと、傷の治りも早く、赤ちゃんにも安心と大好評です。

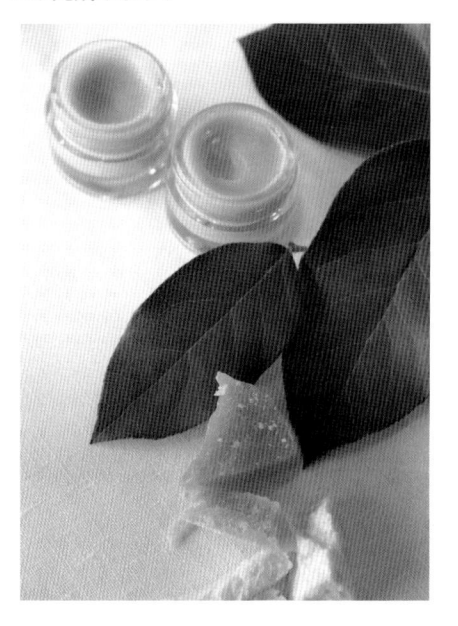

＜ブレンドオイル＞

● 精油：

　◎キャロットシード／1滴　◎ジャーマンカモマイル／1滴

● 基剤：

　◎みつろう／2g　◎カカオ脂／2g　◎玄米胚芽油／16ml

●作り方：

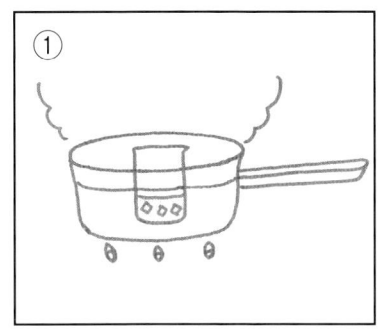

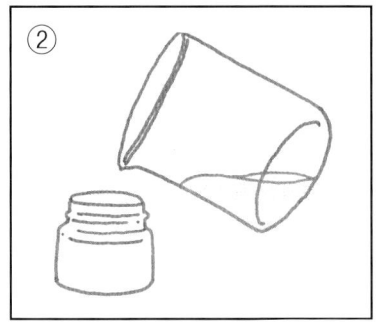

① 耐熱ガラスビーカーに基剤を入れ、湯せんにかける

② みつろう・カカオ脂がすべて溶けたらクリーム瓶に移す

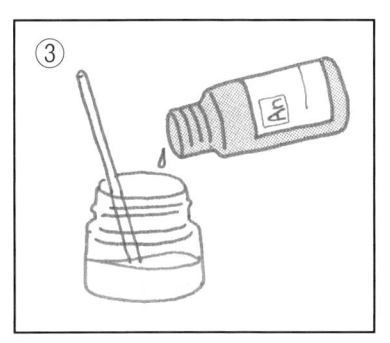

③ 粗熱を取りながら、精油を加え、耐熱ガラスマドラーでよくかき混ぜる

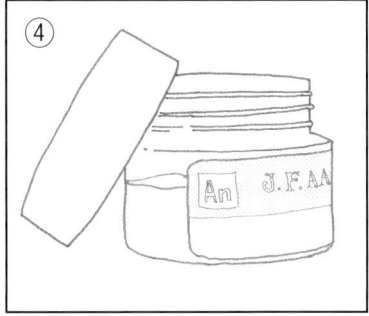

④ 蓋をして固まるまで置く
　※冷暗保存で2〜3ヵ月で使いきること

Ⅴ フランス式アロマレシピ集

＜精油の説明＞

◎キャロットシード

（詳細はp.71参照）

◎ジャーマンカモマイル

学　　　名：*MATRICARIA RECUTITA*
科　　　名：キク科
抽 出 部 位：花付草
主 な 産 地：フランス
特徴的成分：α-ファルネセン（セスキテルペン類）、カマズレン（アズレン類）、ビサボロールオキサイド（オキサイド類）
主 な 特 性：神経の鎮静、炎症抑制、痙攣抑制、消化機能促進、鎮痛、瘢痕形成、抗アレルギー、うっ血・うっ滞の解消作用など

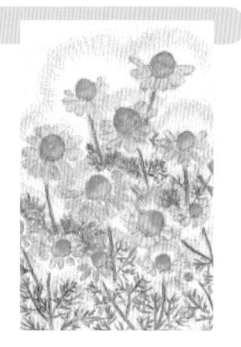

＜職場／学校でのアロマ活用体験談＞

●ハンドクリーム

　私の娘は現在6年生ですが、2年生の頃から手の平の皮膚がめくれ薄くなり、時には切れ血だらけになる症状で長年悩まされてきました。近くの皮膚科で受診しても「主婦湿疹の一種」と言われ保湿クリームを塗るだけ、改善もされず泣きながらピアノを弾く姿に心を痛めてきました。小児科の先生に相談し、別の皮膚科を受診しようやく原因が「思春期から来る多汗症」からのものとわかりましたが、なかなか手ごわい物でした。そんな時、実習でハンド用のアロマクリームを作りましたので、すがる思いで夜寝る前に塗ってみました。数日後、娘が見せてくれた手はしっとりして痛みも取れきれいな手の平でした。二人で握手して喜びました。継続は力なりで毎日使っています。長年の娘の悩みも楽になりほんとうにありがたいです。

(長久手本部教室　Tさん)

レシピ：玄米胚芽油16ml、ミツロウ2g、カカオ脂2g、イランイラン1滴、サンダルウッド1滴、安息香1滴

* *

●アロマクリーム

　前回作ったミツロウのクリームですが、その効果に驚いています。最近オフィスでの暖房で乾燥が激しく、唇や肌がカサカサでした。特に唇はひどくて、市販のリップクリームをつけても全く改善されませんでした。教室で作ったクリームを寝る前につけて朝起きてみると、まず腫れがひいていました。それから毎日つけていますが、以前のように皮がめくれたり腫れるということがありません。精油の効果もあるとはいえ、市販のものとは比べ物にならないと改めて感じました。シワやクマにも効いているので毎日使うのが楽しみです。　　　　(NHK教室　Oさん)

レシピ：玄米胚芽油16ml、ミツロウ2g、カカオ脂2g、ジャーマンカモマイル1滴、キャロットシード1滴、ラベンダーアングスティフォリア1滴

* *

●偏頭痛に

　先日のNHK講座の帰りに急に偏頭痛になってしまいました。時々激しい偏頭痛にみまわれ、吐いてしまうほどで、朝まで眠らないと症状が良くならないので悩んでいました。ちょうど講座で作った頭痛用のブレンドオイルがあったので早速使用しました。頭皮にオイルをつけると最初はスースーした感じで頭がすっきりしました。その後スースーした感じがなくなると頭痛も治っていました。即効性があり大変びっくりしました。　　　　　　　　　(NHK教室・本部教室　Oさん)

レシピ：玄米胚芽油20ml、ラベンダースピカ5滴、ペパーミント3滴、ウインターグリーン5滴

Ⅴ フランス式アロマレシピ集

旅先で

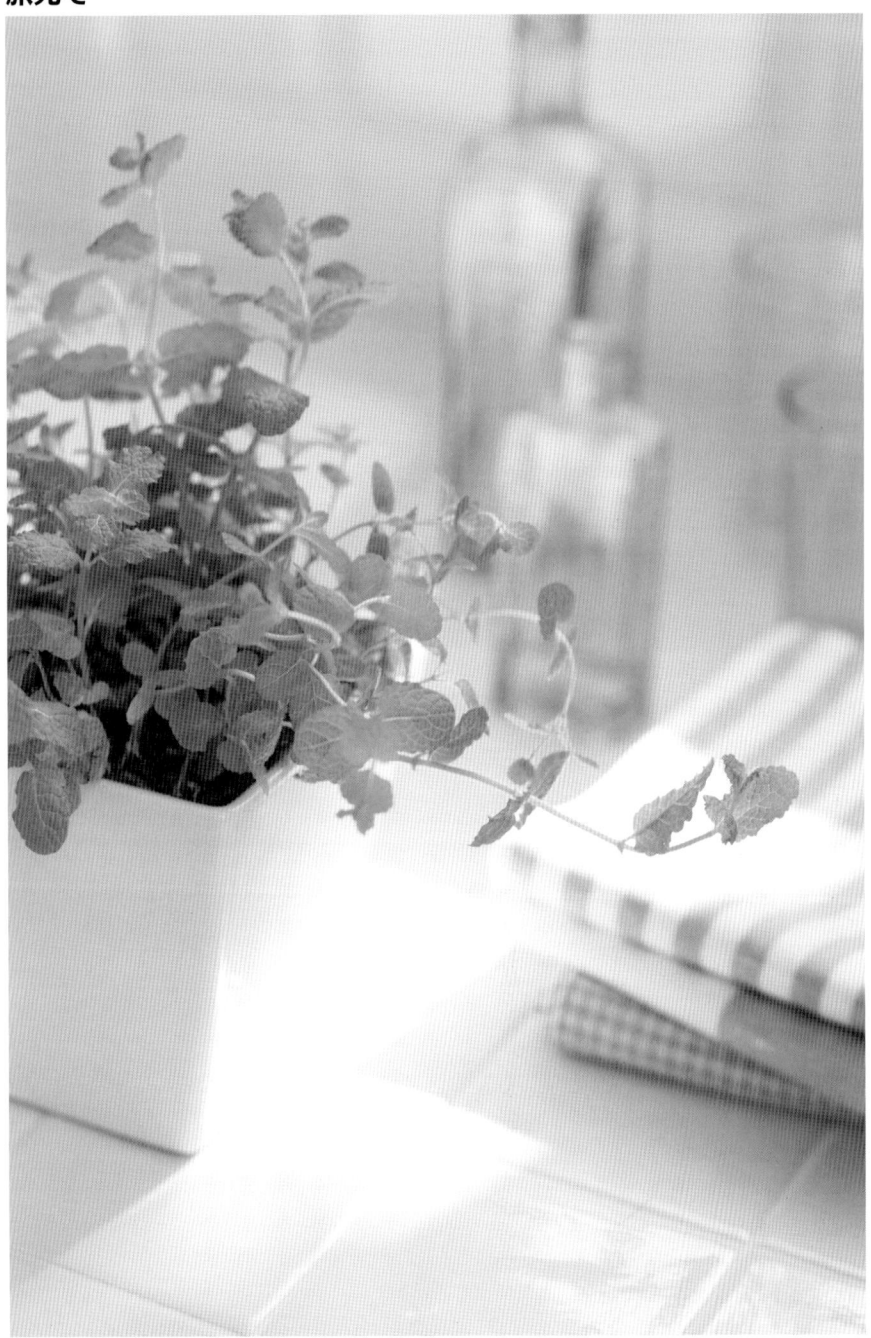

18. おいしくて食べ過ぎ(消化不良の時のハーブティ)

　旅先ではおいしいものがたくさん。せっかく来たのだから、とついつい食べ過ぎてしまいがちです。地元の名物、お宿のごちそう、残さず食べなくちゃ…と思っているうちに、胃が重たくなってきますよね。でも明日も頑張って食べるぞ！と気合を込めて、食後は消化促進のハーブティで締めくくりましょう。

＜ハーブティ＞

- **クロダイコン**
  - 学　　　名：Raphanus sativus
  - 科　　　名：アブラナ科
  - 使 用 部 位：根
  - 期待される作用：食欲増進作用 ― 消化不良／肝機能強壮作用 ― 肝臓が原因の片頭痛、アレルギー／利尿作用 ― 泌尿器の障害／解毒作用 ― 老廃物の排泄／去痰作用 ― 気管支炎

　　クロダイコンは肝臓と胆嚢の優れた排泄植物で、すでに何千年前から使用されている。老廃物と毒素の排泄を助け、これらの臓器の機能を回復させる。

- **カラクサケマン**
  - 学　　　名：Fumaria officinalis
  - 科　　　名：ケシ科
  - 使 用 部 位：地上部
  - 期待される作用：消化促進作用 ― 消化不良、吐き気、便秘／肝機能強壮作用 ― 胆嚢機能調整／浄化作用 ― 血液の浄化、吹出物、湿疹／肝臓が原因で起こる頭痛に有効
  - 注　　　意：妊婦・授乳婦、6歳以下の子供は使用不可

　　フランス語で「大地の煙の草」という意味のこの植物は、肝臓と胆嚢を活発にして、胆汁の分泌を正常化させる働きがある。肝機能の浄化作用がある為、慢性皮膚病を改善したり、そばかすをうすくする働きもあると言われている。また、年に1〜2度の浄化療法に使用される。

- **ペパーミント**
  - 学　　　名：Mentha piperita
  - 科　　　名：シソ科　　　　　　　　　（詳細はp.61を参照）
  - 使 用 部 位：葉

19. 慣れない場所でとたんにリズムがずれる（便秘用ブレンドオイルとハーブティ）

　時差を超えて移動したりすると、毎朝のリズムがずれてしまうことがしばしばあります。自然にまかせていれば解決するかもしれませんが、何日か便秘が続くと、気分もスッキリしません。
　ハーブティを飲んで中から、アロママッサージで外から、体にメッセージを送ります。

＜ブレンドオイル＞

●精油：
- ◎フェンネル　　◎バジル

●キャリアオイル：
- ◎玄米胚芽油

●使い方：
少量の玄米胚芽油を手に取り、フェンネル、バジルを1滴ずつ落とす。
よく手の上で混ぜ、おなかの腸のあたりをやさしく円を描くようにマッサージする。

＜精油の説明＞

◎フェンネル
（詳細はp.20 参照）

注　意：乳幼児、子供、妊婦及びホルモン依存型の諸症状には使用不可

◎バジル
（詳細はp.87 参照）

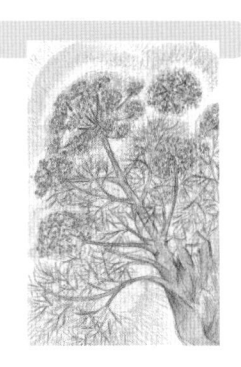

＜ハーブティ＞

・アマの種子

学　　名：Linum usitatissimum
科　　名：アマ科
使用部位：種子
期待される作用：食物通過促進作用／コレステロール値低下作用／鎮痛作用 ― 腹痛／美肌作用 ― オメガ6
注　　意：妊婦・授乳婦、6歳以下の子供は使用不可

　夏にブルーの美しい花を付け、ミネラル豊富なこのハーブを、フランスでは種子をフィトテラピーに使用する。この種子の中に含まれる不飽和脂肪酸は、コレステロールを減らす働きがある。また繊維も多く含むこの種子は食物の通過を促進させる。栄養学的にもすばらしい食品となり、子供の時から食事に取り入れることが可能である。

・ローズヒップ

学　　名：Rosa canina
科　　名：バラ科
使用部位：実
期待される作用：美肌作用 ― 乾燥肌、敏感肌、美白作用／利尿作用、便秘改善作用／病中病後の体力を回復させる作用／代謝促進作用 ― ダイエットにも有効／肝臓強壮作用

　ドッグローズから採取される赤い実で、ビタミンA・B群、C、D、E等を含む。特にビタミンCの含有はレモンの10倍とも20倍とも言われ、それゆえ、疲れた時や愛煙家には有効。風邪の予防に活用したいハーブである。

・エルダーフラワー

学　　名：Sambucus nigra
科　　名：スイカズラ科　　　　　　　（詳細はp.66参照）
使用部位：花

20. はめをはずして飲み過ぎ（肝臓のドレナージュオイル）

たまにはいいか…と適量を超えてお酒を楽しんでしまうと、肝臓に負担をかけて体調を崩し、せっかくの旅のスケジュール、もしくは後の仕事にも影響を与えてしまうかもしれません。常に肝臓をいたわることが体調管理において重要です。

＜ドレナージュオイル＞

● 精油：

◎ローズマリーベルベノン／4滴　　◎ペパーミント／2滴　　◎タラゴン／4滴

● キャリアオイル：

◎玄米胚芽油／20ml

● 作り方：

玄米胚芽油を耐熱ガラスビーカーに量り、精油を加えてよく混ぜ、遮光瓶に移し完成。
※使う度によく振ること。　※冷暗保存で2〜3ヵ月で使いきること。

● 使い方：

おなかの上から、肝臓の部分をゆっくりとマッサージする。

＜精油の説明＞

◎ローズマリーベルベノン

（詳細はp.42 参照）
注　　意：乳幼児・子供・妊婦は使用不可

◎ペパーミント

（詳細はp.20 参照）

◎タラゴン

- 学　　名：*ARTEMISIA DRACUNCULUS*
- 科　　名：キク科
- 抽出部位：花付草
- 主な産地：フランス
- 特徴的成分：メチルカビコール（エーテル類）
- 主な特性：痙攣抑制、炎症抑制、消化機能を高める、抗ウィルス、発酵過多治癒作用など

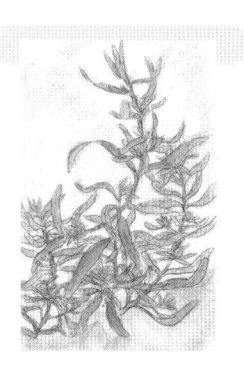

＜ハーブティ＞

・マリアアザミ

- 学　　名：Silybum marianum
- 科　　名：キク科
- 使用部位：全草
- 期待される作用：肝機能向上作用 ― 肝臓のドレナージュ／解毒作用／解熱作用／抗アレルギー作用 ― 皮膚炎、喘息、花粉症／止血作用 ― 月経過多、鼻血、切り傷／利尿作用、食欲増進作用
- 注　　意：キク科アレルギーがある方は使用不可

　マリアアザミはヨーロッパにおいて2000年以上前から民間薬として広く利用されてきた。ドイツでは医薬品として認可されている。フランス名の由来は中世の伝説からきている。聖母マリアがヘロデ大王の兵士からイエスキリストをかくまおうとして、アザミの大きな葉の下にイエスを隠した。数滴のミルクがマリアの胸からアザミの葉に落ちた。その滴が乳白色の斑点になってしまったと言われている。マリアアザミの成分の一つであるシリマリンが肝臓の解毒作用を促し、肝機能が原因で起こる慢性頭痛、慢性便秘、湿疹など肌のトラブル、疲労にも効果があると言われている。フランスではカラクサケマンと併用すると最も効果が期待できる肝臓のドレナージュとされる。

・カラクサケマン

- 学　　名：Fumaria officinalis
- 科　　名：ケシ科　　　　　　　　（詳細はp.99参照）
- 使用部位：地上部
- 注　　意：妊婦・授乳婦、6歳以下の子供は使用不可

Ⅴ フランス式アロマレシピ集

・セイヨウタンポポ

学　　名：Taraxacum officinale
科　　名：キク科
使用部位：根
期待される作用：解毒・浄化作用 ― 湿疹（アレルギー性も含む）、ニキビ、リウマチ／利尿作用 ― 浮腫、ダイエット／肝臓強壮作用、抗炎症作用
注　　意：キク科アレルギーがある方は使用不可

　ぎざぎざになった葉の形から、"ライオンの歯"というあだ名のあるタンポポ属で、世界中のあらゆる場所に生息する多年植物である。セイヨウタンポポは確かで副作用のない利尿作用が特に評価されている。体内に蓄えられた毒を取除いて、体全体をきれいにする働きがある。機能の低下した肝臓に活力を与え、"そうじの効果"のあるハーブでもある。最近のフランスでは、ダイエットティーのレシピにも入れられることが多い。

・ローズマリー

学　　名：Rosmarinus officinalis
科　　名：シソ科
使用部位：葉
期待される作用：抗酸化作用 ― 老化予防／抗炎症作用 ― 皮膚の炎症／抗うつ作用／血液循環促進作用／消化機能促進作用 ― 胃・肝臓／鎮痛作用 ― 頭痛・胃痛・神経痛・関節痛
注　　意：妊娠中使用不可、高血圧の方の長期使用不可

　14世紀、72歳のハンガリー王妃エリザベートが恋に落ち、ポーランドの王と結婚した話はあまりにも有名。その当時王妃はリュウマチ・痛風に悩んでいたが、ローズマリーのおかげで若さを取り戻し幸福になったということである。
　"ハンガリーウォーター""ハンガリー王妃の水薬"として人々はこの効能を讃えた。また、記憶力や集中力を高める、不安や緊張を改善させるティとしても広く世界で使用されている。

21. 詰め込んだスケジュールで歩き過ぎ（筋肉痛ブレンドオイル）

短い休暇、行ってみたい所、やってみたい事がたくさん。ついつい無理なスケジュールを組んで歩き過ぎ、脚が痛くなってしまうことがあります。山歩きなどを楽しまれる方も、筋肉痛になってしまうのではないでしょうか。

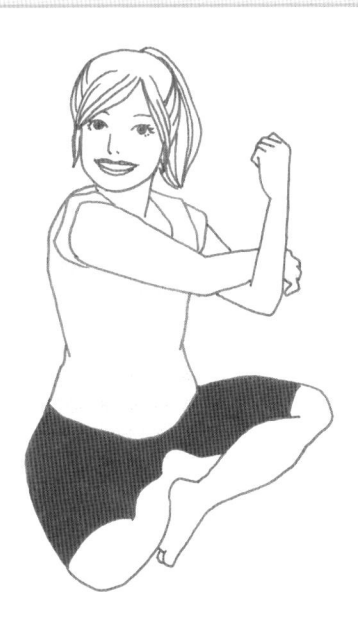

＜ブレンドオイル＞

●精油：

　◎ラバンジン／3滴　◎ローズウッド／3滴　◎ペパーミント／2滴　◎ラヴィンサラ／3滴　◎ローズマリーシネオール／3滴　◎ウィンターグリーン／2滴

●キャリアオイル：

　◎ヘーゼルナッツ油／10ml　◎玄米胚芽油／10ml

●作り方：

耐熱ガラスビーカーにヘーゼルナッツ油10mlと玄米胚芽油10mを入れる。耐熱ガラスマドラーでよくかき混ぜた後、精油を加え、さらによく混ぜる。遮光瓶に移して完成。
※使う度によく振ること。　※冷暗保存、2～3ヵ月で使いきること

Ⅴ フランス式アロマレシピ集

＜精油の説明＞

◎ラバンジン

（詳細はp.36参照）

◎ローズウッド

（詳細はp.90参照）

◎ペパーミント

（詳細はp.20参照）

注　　意：乳幼児には使用不可。
　　　　　子供、妊婦に使用するときは十分に注意

◎ラヴィンサラ

（詳細はp.48参照）

◎ローズマリーシネオール

（詳細はp.42参照）

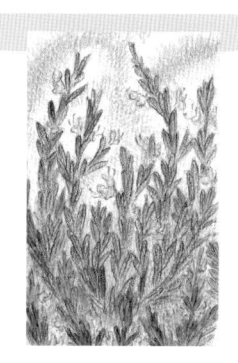

◎ウィンターグリーン

（詳細はp.55参照）

22. 無かったことにしたい日焼け（植物原料100％化粧水）

　夏の強い日差し、夏以外の思わぬ日射しに見舞われて、おそるおそる鏡を見るとやっぱり顔が真っ赤に日焼けしてしまっている・・・。帽子などで紫外線対策をきちんとしていても、100％ガードすることは難しいですね。また対策をなまけてしまって後悔している方も、夜のスキンケアをラベンダーウォーターを使った化粧水で丁寧に行えば、翌朝の肌は応えてくれます。

　私も南フランスでひどい日焼けをしてしまい、夜になって顔が赤紫に、ピリピリ痛みを感じるほどにダメージを受けてしまったことがありました。これは大変、とその日購入したばかりの本場のラベンダーウォーターで顔全体をコットンを使って湿布しました。何度か湿布を取り替え、アルガン油とラベンダーアングスティフォリア精油などで仕上げをし、就寝しました。

　すると翌朝には、異常なほど濃く赤くなっていた肌が、ほとんど元通りの色と柔らかさを取り戻していました。

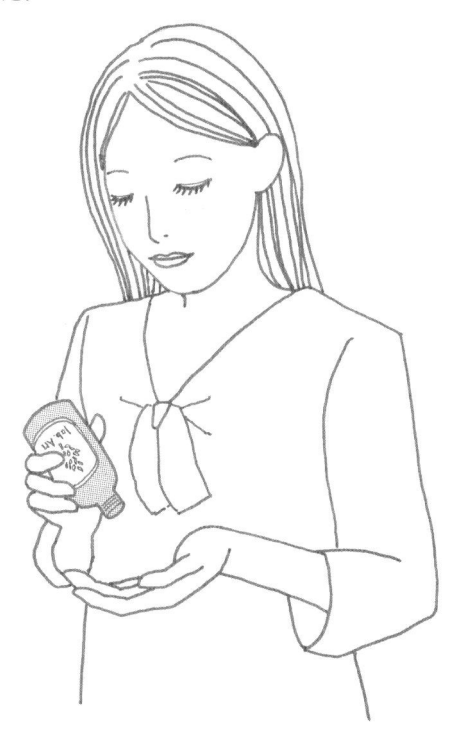

＜アロマ化粧水＞

●精油：

◎ラベンダーアングスティフォリア／1滴

●基材など：

◎ラベンダーウォーター／100ml　◎スイートアーモンド油／5ml

●作り方：

- スイートアーモンド油を耐熱ガラスビーカーに量り、精油を入れてよく混ぜる
- そこへラベンダーウォーターを入れてよく混ぜ、ボトルに移す
- 残りのラベンダーウォーターも量り、ボトルに移す（50mlサイズのビーカーの場合、数回に分けてラベンダーウォーターを量る）
- よく振って完成

※使う度によく振ること。　※冷暗保存で1～2ヶ月で使いきること。

＜精油の説明＞

◎ラベンダーアングスティフォリア

（詳細はp.47参照）

＜旅先でのアロマ活用体験談＞

●テニス肘

　腱炎（テニスエルボー）のレシピをパリセミナーで勉強したので早速試しました。53歳の男性でサーフィンをしているのですが、手で漕ぐ動作をするのでテニス肘と同じ症状になります。ブレンドオイルを使用して痛みが軽減されたようです。

（パリセミナー参加　Iさん）

レシピ：スイートアーモンド油15ml、セントジョーンズ油5ml、ウィンターグリーン3滴、ナツメグ3滴、ローリエ3滴、ヘリクリサムイタリカム3滴、アルペンジュニパー3滴

＊　＊

●胃もたれ

　私は以前、しょっちゅう胃もたれに悩まされていました。病院で処方された消化薬や消化酵素を飲んでもほとんど改善せず、何時間も不快感にのたうちまわるようなこともありました。それが、メディカルの教室で作った「消化器のトラブル改善用のブレンドオイル」を試したところ、10分ほどで楽になりその効き目を実感しました。以降、常にこのブレンドオイルを用意し、胃もたれを感じるとすぐに胃の辺りに塗布するようにしています。おかげでもう胃もたれに悩まされることはなくなりました。胃もたれがひどいときは何も口にする気になれないため、塗布で効き目があるというのは大変助かります。出先での不調にもすぐに対応できるよう小瓶に入れて常に持ち歩いています。

（長久手本部教室　Kさん）

レシピ：マカダミアナッツ油20ml、バジル3滴、ディル2滴、コリアンダー1滴、ビターオレンジ葉1滴（又はローズマリーベルベノン2滴）、マジョラム1滴、ペパーミント2滴

＊　＊

●マローブルーティ

　旅先では便秘に悩まされがちですが、マローブルーのハーブティを飲むと、驚くほどするんっと解決してくれます。

（本部講座Oさん）

Ⅴ フランス式アロマレシピ集

看護・介護の現場で

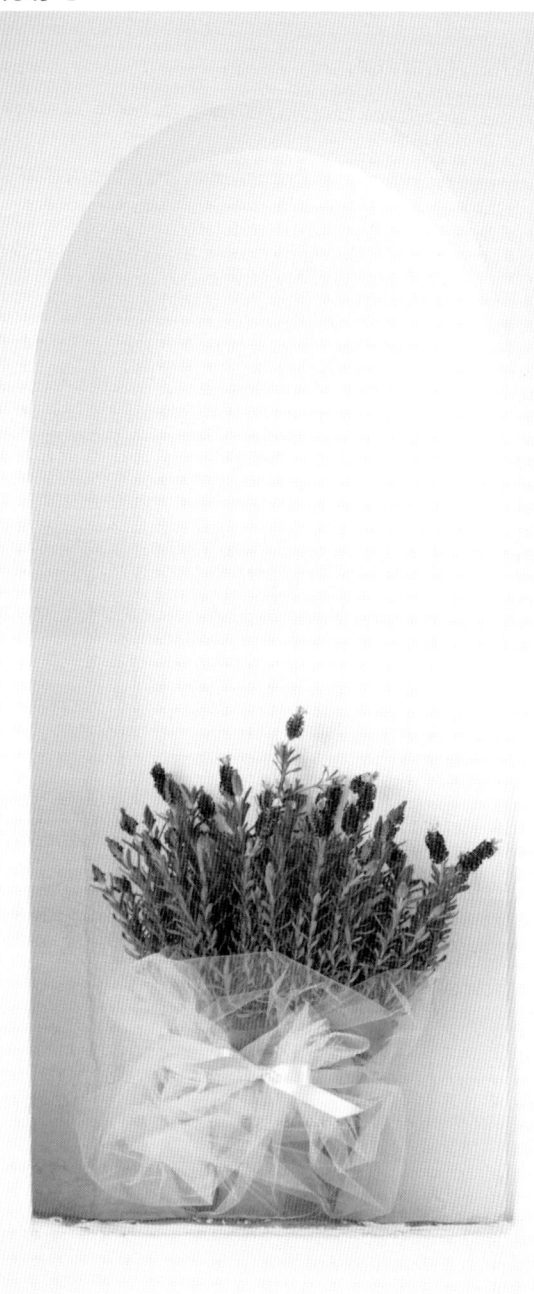

23. 介護には、かなり体力を使います（腰痛ブレンドオイル）

多忙な毎日で疲れが取れない時、アロマテラピーのブレンドオイルとマッサージで毎晩自分の体を手当てしてみましょう。少しずつ体との向き合い方が分かってくるかもしれません。

＜腰痛ブレンドオイル＞

●精油：
- ウィンターグリーン／3滴　　ローリエ／1滴　　ビターオレンジ葉／2滴
- ブラックスプルース／1滴　　ヨーロッパアカマツ／2滴

●キャリアオイル：
- 玄米胚芽油／20ml　　アルニカ油／5ml

●作り方：

耐熱ガラスビーカーに玄米胚芽油20mlを量り、小スプーンでアルニカ油5mlを計量し、加える。
キャリアオイルをよく耐熱ガラスマドラーでかき混ぜ、そこに精油を加える。さらによく混ぜ、保存用の清潔な遮光瓶に移して完成。
※使う度によく振ること。　※冷暗保存で2～3ヵ月で使いきること

Ⅴ フランス式アロマレシピ集

＜精油の説明＞

◎ウィンターグリーン
（詳細はp.55 参照）

◎ローリエ
（詳細はp.20 参照）

◎ビターオレンジ葉
（詳細はp.18 参照）

◎ブラックスプルース
（詳細はp.75 参照）

◎ヨーロッパアカマツ

学　　　名：*PINUS SYLVESTRIS*
科　　　名：マツ科
抽 出 部 位：若芽と針葉
主 な 産 地：オーストリア
特徴的成分：α 及び β- ピネン（モノテルペン類）、ミルセン（モノテルペン類）、δ3- カレン（モノテルペン類）、リモネン（モノテルペン類）
主 な 特 性：感染予防、うっ血・うっ滞の解消、神経強壮作用など

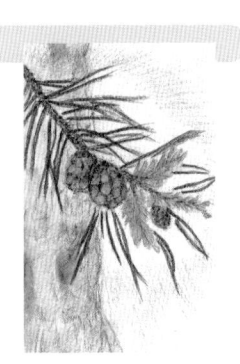

<体験談> （病院勤務　50代男性）

　夏前から腰痛が出て起床時や、また立ち続けていたり、20〜30分歩くと、重だるい痛さで、辛い毎日を過ごしていました。整形外科を受診したところ、年齢によるものとのことで、腰痛体操をはじめました。平行して鍼治療などをすることにより、少しずつ痛みは改善されてきました。それでも、日によっては朝起きるのが辛かったり、夜中に痛みで目が覚めたりという状態が続いていました。

アロマで腰痛に効くものがあると聞いたことを思いだしたので、若子先生からアロマを学んでいる同僚にブレンドオイルを作ってもらい、就寝前に塗布を始めました。初めは「いくらかましな」程度でしたが、塗布とあわせてマッサージをしてみました。旧式のマッサージチェアです。以前にもマッサージ器は使っていたのですが、あまり効果はありませんでした。オイルを手にとりこすりあわせると手がとても温かくなり、しばらく手を患部に当て、オイルをのばして塗り込み、その後でマッサージ器を弱めに使いました。すぐに効果が現れ、朝起きるときの辛さがなくなりました。鍼や体操、アロマオイル、マッサージの総合的な効果かとは思いますが、アロマとマッサージでポーンと抜けたような感じがします。今後も若子先生とご相談しながら、アロマのある生活を送りたいと願っています。自分の周りに若子先生のお弟子さんたちがいることは幸いなことです。

24. むくみには、やさしいリンパドレナージュ（ブレンドオイル）

リンパドレナージュサロンも増え、一般に認知されるようになってきましたが、手技の方法は様々です。いずれの手技も目的としては、リンパの循環を良くし、老廃物を流す、ということだと思いますが、どんな方法の手技かは受ける前にきちんと確認しなければならない点です。

施術者が自身の体重をかけてふくらはぎや太ももの裏をぐりぐりと押して、こすって…という方法ですと、細いリンパ管が切れてしまうかもしれません。

決して強くなく、やさしいタッチで…というのが前提です。

当協会でもリンパドレナージュ講座を開催し、病院関係の方にも受講頂きました。早速ご自分の現場で試して頂いた方もいらっしゃるようで、表在リンパへの働きかけに加え、身体深部の循環システムへ働きかける新しい手技と経絡の流れに沿ったアロマテラピーが効果的と言われ、ご好評を頂いています。

＜リンパドレナージュ体験談＞

J.F.A.A リンパドレナージュ講座を受講された方から、鎮静ブレンドオイルでリンパドレナージュをしたところ、座位でしか休めなかった方が寝転んで休む事ができ大変喜ばれた、との体験談を頂きました。

＜循環促進のためのブレンドオイル＞

●精油：
　◎レモングラス／2滴　◎パルマローザ／3滴　◎バージニアンシダーウッド／2滴　◎ローリエ／2滴　◎ゼラニウムブルボン／1滴

●キャリアオイル：
　◎マカダミアナッツ油／10ml　◎玄米胚芽油／10ml

●作り方：
・キャリアオイル2種類を耐熱ガラスビーカーに量り、よく混ぜる。
・精油を入れ、さらによく混ぜ、遮光瓶に移して完成
※使う度によく振ること。　※冷暗保存で2～3カ月で使いきること。

＜精油の説明＞

◎レモングラス
（詳細はp.70参照）

◎パルマローザ
（詳細はp.71参照）

◎バージニアンシダーウッド
（詳細はp.63参照）

◎ローリエ
（詳細はp.20参照）

◎ゼラニウムブルボン
（詳細はp.21参照）

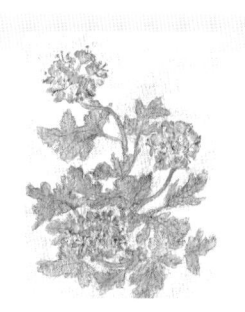

25. フットタッチ・ケア

　人間の足、特に足の裏は神経末端が豊富に存在する事が知られ、この事から体の様々な臓器や組織に対応する区帯反射部位があると言われています。この区帯反射領域を刺激する事で対応する体の部分の機能を促進し、或いは抑えることをフットタッチ・ケアとして定義づけ、今日日本でも広がりを見せています。アロマテラピーをこれに応用することで精油の特性を利用してさらに相乗効果を期待することができます。

　当協会では独自の手技「マダムわかこのフットタッチ・ケア®」の講座を開講し、医療従事者の方を初めご自宅でご家族の介護をされている方に好評を得ています。

　高齢者は体の融通がきかない場合もあるので、全身マッサージを試みるよりむしろ、フットタッチのように足裏マッサージの方が好ましいとも言えます。背中の痛み、関節炎の痛み、骨粗鬆症など、身体の不調に加えて、遠慮からその不調を訴えられないストレスまでも抱えていらっしゃる場合に、気持ちをリラックスさせ、爽やかにさせる精油を加えてフットタッチ・ケアを行うことは必要なことです。

　フランスではポドログ -Podologue- と呼ばれる足の専門医がこのケアを行います。私共のフットタッチ・ケアも、このポドログから指導を受け、アロマテラピーの理論を融合させて独自の形に仕上げました。

　もちろん日本でも、東洋式・西洋式を問わず足裏療法は人気があります。「いた気持ちいいのが体に良い」、とよく聞きますが、あえて私共の手技は強い刺激を与えてはならない、としています。「痛み」を感じるほどの強い刺激を与えることにより、人の体はその痛みに耐えて、緩和させようと働くのです。その一連のプロセスが治療反応を止めてしまうことになります。

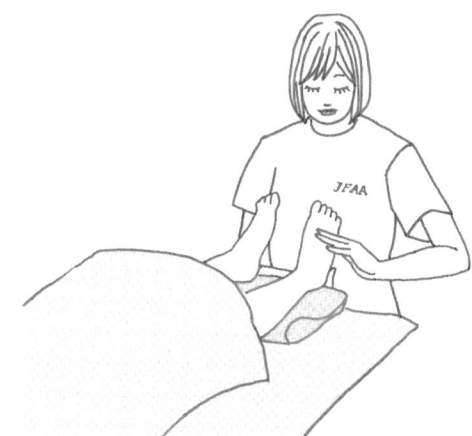

＜フットタッチ・ケア用ブレンドオイル＞

ハイヒールで締め付けた足、汗などでむれた足にも効果的です。

● 精油：

◎ローズウッド／2滴　◎ローズマリーシネオール／2滴　◎ペパーミント／2滴　◎ラベンダースピカ／2滴　◎ビターオレンジ葉／2滴

● キャリアオイル：

◎マカダミアナッツ油／20ml

● 作り方：

耐熱ガラスビーカーにマカダミアナッツ油を量り、そこへ精油を加え、耐熱ガラスマドラーでよく混ぜる。
遮光瓶に移し、完成。
なお施術中は手などをぶつけて瓶を倒すなどのおそれがあるので、一時的に点眼容器のような扱いやすいプラスチックボトルに移して使用する方法もあります。プラスチックは精油・植物油に耐性のある素材でなくてはなりません。
※使う度によく振ること。　※冷暗保存で2～3ヵ月で使いきる

Ⅴ フランス式アロマレシピ集

＜精油の説明＞

◎ローズウッド
（詳細はp.90参照）

◎ローズマリーシネオール
（詳細はp.42参照）

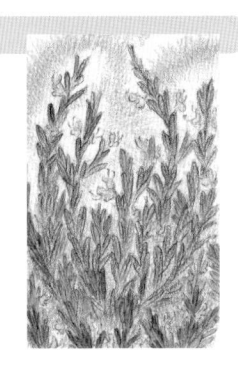

◎ペパーミント
（詳細はp.20参照）

注　　意：乳幼児には使用不可。
　　　　　子供、妊婦に使用するときは十分に注意

◎ラベンダースピカ
（詳細はp.93参照）

◎ビターオレンジ葉
（詳細はp.18参照）

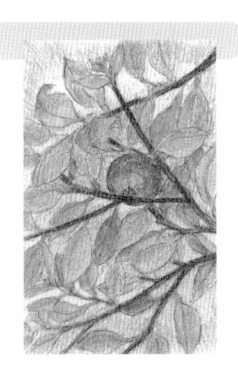

おまけのレシピ　関節痛ブレンドオイル

- **精油：**

    ◎オポポナックス／2滴　◎ローズマリーシネオール／3滴　◎ウィンターグリーン／3滴　◎コパイバ／3滴　◎タイムチモール／1滴　◎アルペンジュニパー／3滴

- **植物油：**

    ◎アルニカ油／10ml　◎マカダミアナッツ油／10ml

- **作り方：**

    ・耐熱ガラスビーカーにアルニカ油10ml、続いてマカダミアナッツ油を10ml（合計20ml 目盛まで）入れて、耐熱ガラスマドラーでよく混ぜる
    ・そこへ精油を加えよく混ぜ、清潔な遮光瓶に移す
    ※使う度によく振ること。　※冷暗保存で2〜3ヵ月で使いきること

＜精油の説明＞

◎オポポナックス

学　　　　名	*COMMIPHORA ERYTHRAEA*
科　　　　名	カンラン科
抽 出 部 位	ゴム樹脂
主 な 産 地	ソマリア
特徴的成分	α-サンタレン（セスキテルペン類）、オシメン（モノテルペン類）、α-ビザボレン（セスキテルペン類）
主 な 特 性	炎症抑制、感染予防、抗ウィルス、鎮痛作用など

◎ローズマリーシネオール

（詳細はp.42 参照）

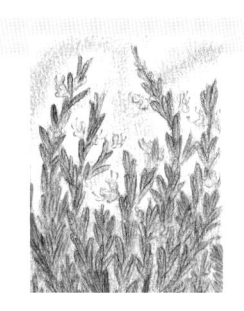

フランス式アロマレシピ集

◎ウィンターグリーン

（詳細はp.55参照）

◎コパイバ

- 学　　　名：*COPAIFERA OFFICINALIS*
- 科　　　名：マメ科
- 抽 出 部 位：樹脂
- 主 な 産 地：インドネシア
- 特徴的成分：β-カリオフィレン（セスキテルペン類）、α-フムレン（セスキテルペン類）
- 主 な 特 性：炎症抑制、癒傷作用など

◎タイムチモール

（詳細はp.44参照）

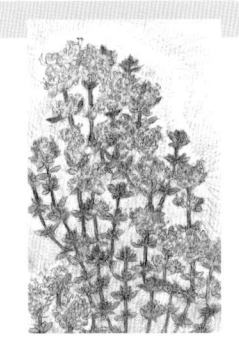

◎アルペンジュニパー

- 学　　　名：*JUNIPERUS COMMUNIS*
- 科　　　名：ヒノキ科
- 抽 出 部 位：実付小枝
- 主 な 産 地：フランス（コルシカ）
- 特徴的成分：α及びβ-ピネン（モノテルペン類）、酢酸α-テルピニル（エステル類）、サビネン（モノテルペン類）
- 主 な 特 性：炎症抑制、鎮痛、鎮痙、感染予防作用など

<体験談> （長久手本部講座　Oさん）

　私の実家の87歳になる父が突然めまいを訴え、歩行困難になってしまいました。病院で精密検査を受けつつ、結果を待つ日々は、父と母と私の3人、ただ不安で暗い顔を見合わせるだけでした。こんな時に何か出来ることはないかしら…そこでフットタッチ・ケアにハタと気づきました。大切(?)にしまってあった認定証を父に見せ、初めてケアをしたのです。すると「頭がすっきりするなぁ」と気落ちしていた父が久々に明るい表情を見せてくれたのです。母ともケアしている間、ゆっくり話ができ、そして何より私の方も癒されていたことが意外でした。素直に喜んでもらえたのは本当に嬉しいことだったのです。

　精油とフットタッチ・ケアの相乗作用はもちろん信頼していますが、それにプラスアルファの良いことあり!!です。父は一時的な耳性の不調だったようで、また元通り歩けるようになりほっとしています。今では実家に行く度にフットタッチ・ケアをするのが習慣になっています。これからも勉強させていただいた、このフットタッチ・ケアの技能を進んで役立てて行きたいと思います。

V フランス式アロマレシピ集

26. 大事な歯を守るために（歯肉炎ブレンドオイル）

協会講座で特に人気があった、即効性が驚きの歯肉炎用ブレンドオイル。体験談をいくつも頂きましたが、一部を紹介します。歯肉炎・口内炎は、食事や歯磨き、会話ですら痛みを伴い、他人からは目立たないながらも憂鬱な症状です。

特に寝たきりの高齢者の方などは、口腔内トラブルで食事が楽しめないことも、体と気持ちにダメージを与える一因にもなっているのではないでしょうか。

＜ブレンドオイル＞

● 精油：
- ◎ ティートリー／1滴　◎ レモン／1滴　◎ ミルラ／1滴

● キャリアオイル：
- ◎ アルガン油／8ml　◎ カロフィラムイノフィラム油／2ml

● 作り方：
- ・カロフィラムイノフィラム油は小さじで量り、耐熱ガラスビーカーに入れる
- ・あらかじめカロフィラムイノフィラム油が2ml入っているビーカーへアルガン油を8ml加えるので、ビーカーの目盛10mlの所まで入れる
- ・植物油2種類をよく混ぜる
- ・精油を加え、よく混ぜる
- ・清潔な遮光瓶に移す

※ブレンドオイルを清潔な綿棒に付け、口腔内の気になる箇所へやさしく塗布する
※使う度によく振ること　※冷暗保存で2〜3ヵ月で使いきること

＜精油の説明＞

◎ ティートリー

（詳細はp.47参照）

◎ レモン

（詳細はp.35参照）

注　意：乳幼児には使用不可。子供、妊婦に使用するときは十分に注意

◎ミルラ

学　　名：*COMMIPHORA MYRRHA* または *COMMIPHORA MOLMOL*
科　　名：カンラン科
抽出部位：ゴム樹脂
主な産地：ソマリア
特徴的成分：フラノオイデスマジエン(セスキテルペン類)、クルゼレン(セスキテルペン類)、リンデストレン(セスキテルペン類)
主な特性：炎症抑制、瘢痕形成、感染予防、抗無気力、殺菌、癒傷作用など

＜体験談＞　●その1　（NHK文化センター講座　Hさん）

　先日、講座で歯肉炎用オイルを作りました。
母(60代)が丁度、歯医者さんに1週間に2〜3度、頻繁に歯周病の治療に通っていた所なので、早速若子先生に教えて頂いたとおり、朝・晩の歯磨きの後、歯肉炎用オイルを試してもらう事にしました。まず、歯磨きの度にしていた出血がすぐ止まり、第一の驚きがありました。
　更に、歯医者さんにも通常の方よりも治りが早いと言われ、治療日数も短くなり、第二の驚きがありました(暑い夏の日差しの中、何度も歯医者さんに通うのは、それだけでも体に負担でしたので、本当に助かりました)。
　又、私は口内炎が出来やすいのですが、口内トラブルには何でも良いとお聞きして、使用してみた所、痛みがすぐ取れ、すぐに皮がはってくれたので、本当にびっくりしています。家族がアロマの効果を肌で体験してくれて、本当に嬉しいです。

＜体験談＞　●その2　（長久手本部講座　Hさん）

　先日、食事中に口唇を噛んでしまい(ほとんど口の中で、粘膜の部分です)出血するほどでした。一度噛んでしまうとその部分が腫れて、気をつけて食事をしたり人と話をしていても、また同じ部分を噛んでしまい、出血する…を何度か繰り返していました。その結果、傷口は潰瘍のようにえぐれたようになり、周囲は赤く腫れ痛みもありました。
　NHK(文化センター)の教室で作った「歯肉炎用のオイル」があったことを思い出し、夜歯磨きの後、傷口につけてみました。すると翌朝には、あれだけ腫れていたのに、腫れも治まり、また傷口もうっすら膜が張ったようになっていました。その日も、食事の後に一日3回塗布をしたところ、夜には(オイルを塗布し始めた翌日の夜)腫れもすっかり治まり、傷口もきれいに盛り上がり、ほとんどわからないぐらいに治ってしまっていました。傷の治りの綺麗さと早さに驚いています。

27.「あれ」が出てこない・・・（記憶力ヘアトニック）

脳の血流促進を期待してクルクマ、ローズマリーシネオールを使います。以下のレシピと同じ植物を使ったハーブティも良いです。このヘアトニックはペパーミント精油が入っているので、頭皮がスーッとして気持ちが良く、気分が爽快になりますし、また気になるにおいに効いてくれます。

髪をかき分け、地肌に揉みこむように使って下さい。

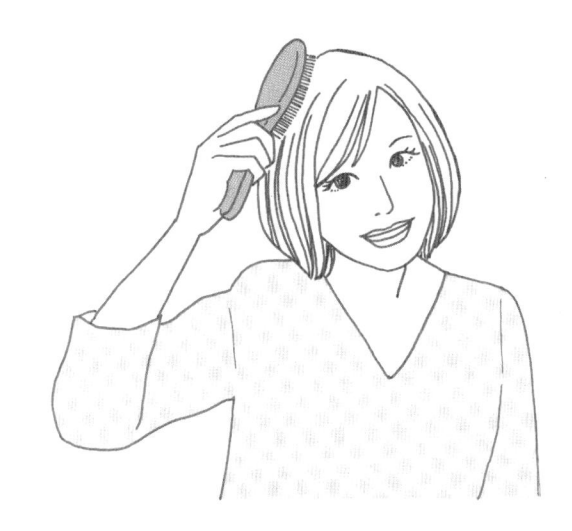

＜ブレンドオイル＞

●精油：
- クルクマ／2滴　　ローズマリーシネオール／2滴　　ペパーミント　2滴

●基剤：
- ペパーミントウォーター／45ml　　ウォッカ／5ml

●作り方：
- 耐熱ガラスビーカーにウォッカを5ml量り、そこへ精油を加えてよく混ぜる
- ペパーミントウォーターを加えてよく混ぜ、清潔なスプレーボトルに移す
　※使う度によく振ること　※冷暗保存で2〜3ヵ月で使いきること

<精油の説明>

◎クルクマ

学　　　名：*CURCUMA LONGA*
科　　　名：ショウガ科
抽 出 部 位：根茎
主 な 産 地：インド
特徴的成分：ツルメロン(ケトン類)、クルクメン(セスキテルペン類)、ジンギベレン(セスキテルペン類)
主 な 特 性：胆汁分泌促進、駆風、鎮痛作用など
注　　　意：乳幼児、子供、妊婦は使用不可

◎ローズマリーシネオール

(詳細はp.42 参照)

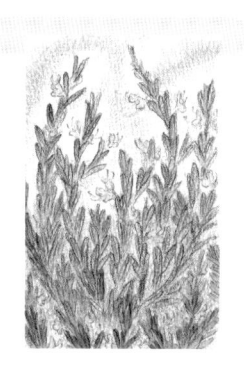

◎ペパーミント

(詳細はp.20 参照)

注　　　意：乳幼児には使用不可。
　　　　　　子供、妊婦に使用するときは十分に注意

28. 頑固な冷えに（血行促進オイル）

　手足の冷えは寒い時はもちろん夏でもクーラーなどのせいで困っている方も多いようです。冷えは女性の敵、手足の指先までケアするブレンドオイルを作りました。植物油をベースにしていますが、季節や使用する部分によって、ベースになる基剤をアルコール、ミルクローション、ジェルなど使い分けるといつでも使えて便利です。

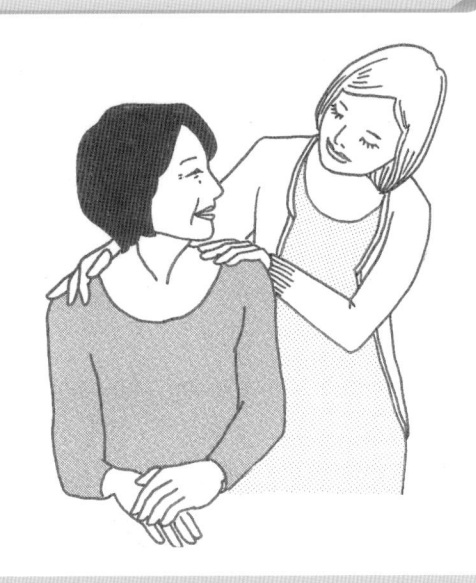

＜血行促進オイルレシピ＞

●精油：

- ◎ローズマリーシネオール／2滴　◎ビターオレンジ葉／3滴　◎ヘリクリサムイタリカム／3滴　◎ラベンダーアングスティフォリア／2滴

●植物油：

- ◎マカダミアナッツ油／15ml　◎小麦胚芽油／5ml

●作り方：

2種類の植物油を耐熱ガラスビーカーに入れ、精油を入れ耐熱ガラスマドラーでよく混ぜる。遮光瓶に移して完成。
※使う度によく振ること　※冷暗保存で2〜3ヶ月で使いきること

●使い方：

手脚や指先など冷えを感じる部分に塗布し優しくマッサージします。

＜精油の説明＞

◎ローズマリーシネオール

（詳細はp.42 参照）

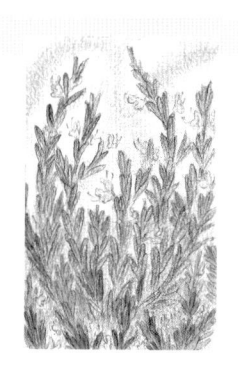

◎ラベンダーアングスティフォリア

（詳細はp.47 参照）

◎ビターオレンジ葉

（詳細はp.18 参照）

◎ヘリクリサムイタリカム

（詳細はp.55 参照）

＜看護・介護の現場でのアロマ活用体験談①＞

●病院でのアロマケア　（本部教室　横浜在住　Ｈさん）

　Ｍさんは私の親友。この話はＭさんと彼女のお母様に起こった実際の話です。
　2003年冬、Ｍさんのお母様は心疾患で入院、一時退院して経過を見ていたところ、真摯に看病をしていたＭさんのお父様が急逝され、お母様はショックが大きく、急速に気力が衰えていったようです。少し動くとハアハアし、立ちくらみもひどい。就寝時に無呼吸となる事も多く、酸素マスクをつけて寝る日が続いていました。以下の**太字部分**は彼女からのメールをそのまま載せたものです。

📩 **6月10日のメール**
お医者さんに聞いても、心臓はそれほど悪くないって言うけど...でも夜中咳き込むし、痰も絡むし、...どうなってしまったのだろう？朝、起こしても生返事でなかなか目覚めないの。今日はやっと着替えてトイレの後、廊下で転倒してしまって...目が離せなくなってきました。

　　6月11日　私は教室で作った血流促進のブレンドオイルと、本のレシピ通りに作った安眠オイルを送る。

📩 **6月14日のメール**
日ごとに手や足の筋力が衰えていっているようで　食卓テーブルで食べる姿勢を保つことも難しいの...この先どうなってしまうのか心配で...言葉も少なくなってしまいました。ただ足のマッサージは気持ちが良いと喜んでくれて、特に安眠オイルは香りを気に入り、肩や首に塗った後、枕元において寝ています。

　　この後、ますます朝の目覚めが悪く、通院も11時までの受付に間に合わず、受診できない日が続いた様子。その有様を知らせる彼女からのメールは悲痛な声が聞こえてくるようで、生半可に慰めたりできず、きっとお父様が力を貸してくれるからポジティブに考えてと励ます事しかできなかった。

📩 **6月21日のメール**
ひとつだけ良い事は、今まで触ると飛び上がるほど痛がっていた右足中指が痛がらなくなったの...毎日、毎日、オイルを塗っていたからかなぁ。喜んでくれるので、

マッサージのしがいがあります。

　　6月26日　Mさんが朝からいくら呼んでもお母様は目覚めず救急車を呼ぶ。そのまま集中治療室に緊急入院、人工呼吸器をつける。
　　1日に30分のみの面会時間　ICUには貴重品以外は持ちこめないが、ポケットにオイルを忍ばせて目の前にいるナースの目を盗んでは、ふくらはぎを中心にマッサージをし続けた。

✉ **7月1日のメール**
人工呼吸器をくわえ、しゃべれない母に私ができる唯一の事は、ただひたすらオイルを塗ってあげることだけ。たった30分でも、母と私のとても貴重な時間。今まで泣いてばかりいたけど、母が辛い状況の中でがんばっている姿を見て、私も励まされました。今こそ正念場。踏ん張り時です。

　　数日後、多量の下血があり、Mさんは緊急に呼び出されて輸血したりして、緊迫した日が続く。検査しても原因不明の呼吸不全という診断で、二次感染の恐れもあり、余談を許さない状況との説明を受けた。
　　7月9日　気管切開をする。
　　経腸栄養も試みるが、肝機能が低下して再び点滴のみとなる。誤嚥性の肺炎にでもなれば命に関わるとも言われる。

　　8月3日　もうこの病院でする治療は終わったので、退院して欲しいと伝えられる。
　　そして帰宅を想定して　個室で母娘で過ごしてみるという介護を勧められた。重い障害のある子たちが在籍する養護施設の教員だった彼女は、その経験を活かし、ナースの力を借りながらもカニューレの消毒や痰の吸引、体位交換など精力的にこなした。

✉ **8月14日のメール**
ほんの1時間ほど時間をもらい、帰宅して洗濯、庭の水やり、シャワーを浴びてまた慌しく病院に戻る生活です。今日、看護師さんが"この部屋に来ると、ラベンダーの良い香りがするね"と言ってくれました。オイルの残り香だね。

Ⅴ フランス式アロマレシピ集

8月30日　転院。そこは重度の障害者が入所している施設で、古くて暗くて、気持ちまで暗くなってしまったとの事。

　　・・・・・　でもここからがすごいのです。

9月1日　口から食事を取らせる練習をする。人はどんな高栄養の点滴より、一口の重湯を口から摂る方が力になる、という方針で、少しくらい気管に入っても咳き込めば大丈夫という言葉に、少しリスクがあっても賭けてみようという気になる。

9月7日　鼻のチューブと導尿が取れ、車椅子で食事をする。

✉ **9月10日のメール**

嬉しいお知らせです。ほぼ3ヶ月間、毎日、手と足のマッサージを続けてきました。そうしたら、なんと今日、2ヶ月半ぶりに掴まり立ちが出来てしまったのです。70歳なかばの老人が3日寝こめば立ち上がるのに大変なリハビリが要る中で、あなたは魔法の手を持っているね、と先生に言われました。でも私はアロマオイルのおかげだと思っているの。この話はきっと、アロマの先生に話してね。

9月20日　手すりに掴まりながら部屋の外のトイレに行けた。
9月21日　約3ヶ月半ぶりにシャワーを浴びた。今日から普通食！

「念じれば通じるということを改めて思います。病院によって、こんなにも治療の方針が違うのかとも思いますし、またお母様のエネルギーがみなぎっていた時に、転院という形でその病院に出会ったとも言えるでしょう。苦境に立たされていた親友に、どう手を差し伸べたら良いのかと思った時に、血流促進オイル、安眠オイル、肩凝り用オイル、腰痛用オイルなどをせっせと送る事しかできなかったのですが、母を思う娘の愛がアロマの力を借りて魔法の手となり、奇跡を起こしたのでしょう。私はこの事実に深い感動を覚え、計り知れない奥深さを持ったアロマの世界にますます、引き込まれていく事となりました。」

---　＊　---

※先生談
お話をお聞きして感動しました。こんな奇跡のような事はそうそうあるとは思えませんが、アロマが役立ってくれて嬉しいかぎりです。

ブレンドに使用しているヘリクリサムイタリカムは、ケガ、捻挫、強い打身、古傷など緊急の場合にもとても強い味方になります。驚くような体験を寄せられる方が多くいらっしゃいます。私自身、旅行などに常に持ち歩いている精油の一つです。

特別なヘリクリサムイタリカムの精油

ヘリクリサムイタリカムは原産地が重要です。

フランス コルシカ島のイモーテル（不死Immortelle）
学名：HELICHRYSUM ITALICUM
特徴的成分：
・ジオン（ジケトン類）
・酢酸ネリル（エステル類）
・プロピオン酸ネリル（エーテル類）

　バイオ標示によって証明されたコルシカ島の、野生のヘリクリサムはバルカン諸国原産のHELICHRYSUM ANGUSTIFOLIUMより更に貴重な精油です。野生のコルシカ産はごく限られたラボでしか入手困難と言われ、フランスでは医療処方に使用されています。

　別名「不死Immortelle」と呼ばれるヘリクリサムは抗凝血、血液粘度低下、動脈循環促進、冠状動脈拡張、コレステロール減少、炎症抑制、瘢痕形成、鎮痛、痙攣抑制、抗カタル、肝臓の機能を高める作用などが期待できます。

＜看護・介護の現場でのアロマ活用体験談②＞

●皮膚トラブルにラベンダーウォーター

ダウン症の息子さんがあせもに苦しんでいる時、ラベンダーウォーターを試して下さいました。

＜体験談＞
アロマの勉強を始めて5ヵ月、あせもに苦しんでいるダウン症のしんじ君に何かいいものはないかと探っていました。ある時、先生の本でラベンダーウォーターがいいというくだりを見つけ、早速送ってみることに。以下はしんじ君のお母さんからのお手紙です。
「しんじがあせもに悩まされるようになったのは、思春期に入った13歳の頃です。全身にといっても過言ではなく頭皮にまで。それ以来髪は丸坊主のままです。春から秋、この季節は親子ともに憂鬱な時期になりました。
ダウン症児は汗などの分泌がうまく出来ず、粘膜も弱いと言われていますが、息子もその通りで、1日に何回シャワーを浴びてもすぐに汗びっしょり！そのあせもが化膿すると大変。すぐに皮膚科へ…。本来ならすぐに切開。でも息子は絶対にいやだ！とお医者さんにも触らせないので（以前に押さえつけられてひどい目にあった）飲み薬をもらい一時良くなり　また、の繰り返し…。薬も長く飲んでいると肝機能低下を心配しなければならないことに…。そんな時、ラベンダーウォーターに出会いました。手のひらに少しずつ取って全身にペタペタと塗っています。あせもは今も出ますが以前のように膿をもつことは少なく、もっても大事に至らないのです。ようやくゆったりとした気持ちで過ごせる夏がやってきました。いつの日かあせもにさよならできたら言うことなしですが…。いやいや少しぐらいなら喜んで息子の世話をしましょう。いいものを教えてくださり、心より感謝いたします。次は一年中元気な爪水虫退治に挑戦します。ついでに母の肌荒れやぽっちゃりボディも何とかしたいです。」

ハーブウォーター（芳香蒸留水）について

植物から水蒸気蒸留で精油を得る際にできる副産物です。精油に比べて作用は穏やかです。その為、赤ちゃんからお年寄りまで使用できます。水溶性の植物成分を含み、ハーブの種類によってさまざまな効果が期待出来ます。しかしながら長期の保存ができません。その為、保存料を添加しているメーカーも多いようです。協会員の

方がご使用頂いているものは、保存料など添加物は一切含まれていません。

皮膚トラブルのハーブティ

◎野生パンジー（サンシキスミレ）
　　　学　　名：Viola tricolor
　　　科　　名：スミレ科
　　　使用部位：花を付けた地上部
　　　期待される作用：
　　　肌の浄化作用 ― 排泄不全と関係する皮膚疾患、ニキビ、湿疹／鎮咳作用 ― 抗カタル作用／免疫強化作用／鎮静作用 ― 不眠症の改善／血行促進作用 ― 血管の強化
　　　☆18世紀、北欧の民間薬として広く利用されていた野生パンジーは、フラボノイドが豊富で、腎臓や肝臓での解毒を助ける。ビタミンEを含む為、肌の抗酸化にも有効である。

◎カラクサケマン
　　　学　　名：Fumaria officinalis
　　　科　　名：ケシ科
　　　使用部位：地上部
　　　注　　意：妊婦・授乳婦、6歳以下の子供は使用不可
　　　（詳細はp.99参照）

◎モモノ葉
　　　学　　名：Prunus persica
　　　科　　名：バラ科
　　　使用部位：葉
　　　期待される作用：
　　　鎮静作用／炎症抑制作用 ― あせも、かゆみ／鎮痛作用 ― 腹痛、筋肉痛／解熱作用／緩下作用／利尿作用 ― 膀胱炎／抗ケイレン作用
　　　☆モモはフランス語で"ペシュ"と呼ばれ古くから薬用植物として利用されてきた。原産は中国で、数千年前からモモを栽培していたと言われている。モモの葉は鎮静と鎮痛、利尿、便通を整える作用のため広く使われてきた。ただモモの葉は化学肥料、農薬の心配があるので、ハーブティを購入する際はそれを確認してから購入することを勧めている。

◎ジャーマンカモマイル
　　　学　　名：Matricaria recutita
　　　科　　名：キク科
　　　使用部位：花
　　　（詳細はp.54参照）

【巻末資料1】 フランス式フィト・アロマテラピーの講座

正しく安全なアロマテラピーを学んで頂くための各種講座を開催しています。
詳細・お問い合わせは日仏フィト・アロマテラピー協会まで。
URL: http://www.phyto-aromatherapy.jp

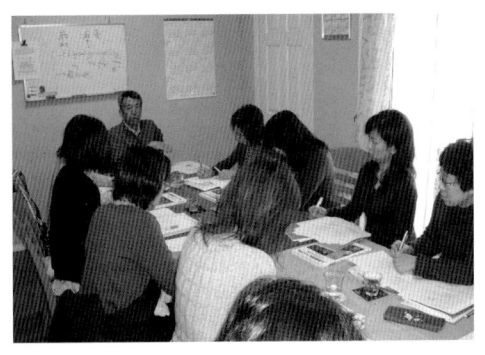

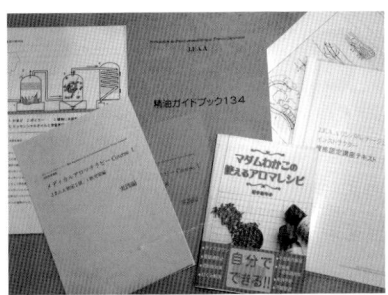

　資格講座では、解剖生理学や精油の化学についての講義を経験豊富な医師・大学教授にご協力頂いております。(岡田恒良医師／堀田由浩医師／光永徹岐阜大教授)

・本部講座案内
● 特別養成講座
　専門分野で資格を活かしたい方の必須講座、全6回12単位。試験後認定証授与。
第2(土)10:00〜13:00

● アロマコロジー講座
　特別養成講座修了者
カルテドアロマテラピーを基に精油のブレンド技術を修得する専門講座、全36回。
第1、3 (土) 各コース10:00〜12:00

● フランス式メディカルアロマテラピー講座
　特別養成講座修了者
フランスの自然代替医療を基にした医療従事者向け専門講座、全36回。
第1、4(土)各コース14:00〜15:30
第3(日) コース14:00〜15:30

● アロマケア講座
　生活で役立つアロマテラピーの各種基剤を使い実習を通じて知識を深める楽しい雰囲気の講座。
第2(水)　10:00～11:30

● ハーブ講座
　穏やかな作用のハーブを生活習慣で活用し症状別ブレンド法を学ぶ講座。
第2(金)第3(土)各コース13:30～15:00
※第2(金)コースは名古屋市内

● 通信教育講座
　検定2級、1級対策講座全12回の課題添削、理論的な基礎と初歩的なレシピの実践を通して基本を習得。随時受付

● 1・2級検定インストラクター養成講座
　1・2級、特別養成講座修了者、各地で検定対策講座開講希望者の養成講座。年1回2日間集中講座

● フランス式リンパドレナージュ初級講座＆テラピスト資格認定講座
　ボッダー式・フェルディ式の表在リンパへの働きかけに加え、身体深部の循環システムへ働きかける新しい手技と経絡の流れに沿ったアロマテラピーが効果的。浮腫改善のみならず、未病への対応、体質改善、アンチエイジングなど美容面での活用もできる多面的な手技実習講座。
年1回　21～45時間集中講座

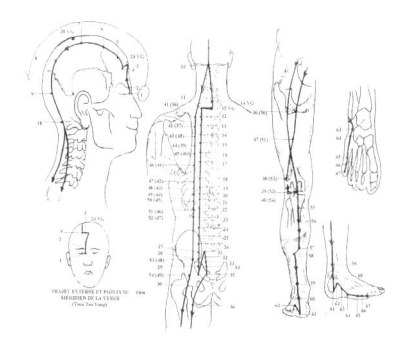

● マダムわかこのフットタッチ・ケア® 手技養成講座
　健常者から看護や介護の必要な方まで活用できる手技、アロマテラピーとの相乗効果で総合病院でも活用。
年1回3日間集中講座

- 看護師による介護とアロマテラピー講座
  看護師の医療現場での実践経験を基に介護に役立つアロマテラピーと実技を習得。
第4(木)10:30～12:00
※会場は名古屋市内

- アロマコスメ実習講座
  肌に安全な化粧品を作ってみませんか？ 植物成分で安心な手作りスキンケア実習講座。
第3(土)15:30～17:00

・カルチャースクール講座案内
- NHK文化センター名古屋教室
  「自分でできるハーブとアロマの健康法」 毎月第1(木)10:00～12:00

- 中日文化センター栄教室
  「1級2級検定対策講座」 毎月第2(木)18:30～20:30
  「アドバンストコース」 毎月第2・4(木)18:30～20:00

- 中日文化センター一宮教室
  「アロマテラピー＆スキンケア」 毎月第4(日)15:30～17:00

- トヨタ生協カルスポ教室
  「ハーブとアロマ」 毎月第1(水)10:30～12:00

【巻末資料2】 植物油・芳香蒸留水・基剤一覧

1. 植物油

・スイートアーモンド油　　～オレイン酸、リノール酸～
　乳児の肌から衰えた肌まで適している。カレンデュラ油と混ぜて質の高いベビーオイルとなる。単独でも他のオイルとミックスしても使用できる。

・玄米胚芽油　～リノール酸、オレイン酸、パルミチン酸～
　玄米胚芽及び玄米種子膜層から抽出する。γ－オリザノール、ビタミン E などの有効成分が濃縮含有されている。γ－オリザノールには荒れ肌改善作用、紫外線防御作用などが知られている。

・マカダミアナッツ油　　～パルミトオレイン酸、オレイン酸～
　人の皮脂に類似しているので、刺激が少ない。感触が極めて軽く、肌への親和性、展延性に優れている。血液やリンパ液の流れをよくするため、色のさえない肌やくすんだ肌に効果がある。
乳児から衰えた肌まで使用できる。

・アプリコットシード油　　アプリコットの種　～オレイン酸、リノール酸～
　肌を保護するビタミンとミネラルを含んでいる。あらゆるタイプの肌、特に乾燥して炎症を起こした肌、敏感な肌に適している。肌や皮膚の再生能力を高め、弾力を取り戻させるので老化肌にも使用する。15ml のアプリコットシード油に、ボリジ油か月見草油を1～2ml 加えると、より高い効果が期待できる。

・アボカド油　　果実　～オレイン酸～
　ビタミン類 A、B2、B6、C、D、E を含む。皮膚に対する親和性にすぐれている。エモリエント効果が高い。保湿作用に優れ、皮膚の弾力を回復させる効果が期待できるので、老化肌に最適。他のキャリアオイルに10％位混ぜて使用する。

・**アルガン油**　〜オレイン酸、γ－リノレン酸、パルチミン酸〜
　オレイン酸、リノール酸、γ－リノレン酸、パルチミン酸を多く含む、モロッコ原産の低温圧搾で取れたBIOのアルガン油は最も入手しにくいと言われている。オレイン酸、リノール酸が80％以上含まれ、ビタミンEも豊富。美肌効果に優れ細胞賦活作用、保湿作用、肌荒れ改善作用、老化防止作用が期待できる。

・**ヘーゼルナッツ油**　〜オレイン酸、γ－リノレン酸〜
　スイートアーモンド油よりも優れた分散力、浸透力を持つ。感触がさっぱりしている。コハク色で香りが素晴らしい。乳幼児にも使用できる。血液、リンパ液の循環促進作用がある。また保湿効果によりアレルギー、疲れた肌、たるんだ肌に活力をもたらす。癒傷作用があり、乳児のおむつかぶれにも適している。筋肉を強化する働きもあるため、スポーツ前後のブレンドオイルにも使用できる他、老化による筋肉の衰えにも効果があるとされる。

・**小麦胚芽油**　〜リノール酸、γ－リノレン酸、オレイン酸、ビタミンE〜
　自然のビタミンEの宝庫である。抗酸化作用が強く、細胞と組織を保護する。保存性にも優れている。末梢血管を拡張し、血液の循環を促進するため、しもやけ、あかぎれ、白髪に効果がある。また植物由来のエストロゲン様物質により、女性ホルモン分泌調整作用を示す。皮膚の保持分量を調整し、老化を予防する。
　他のベースオイルに10％位混ぜて使用すると、非常に酸化しにくいブレンドオイルになる。

・**ひまわり油**　〜オレイン酸、リノール酸〜
　オレイン酸、リノール酸を多く含む。皮膚を柔らかくするため、クレンジングオイルやマッサージオイルに適している。

・**月見草油**　〜γ－リノレン酸、リノール酸、オレイン酸〜
　イブニングプリムローズとも呼ばれている。もともとインディアンが万能薬として利用していたものがヨーロッパに渡った。γ－リノレン酸（8〜10％）が体内でプロスタグランジンe1に変換されることにより様々な特性が表れる事が明らかになった。女性ホルモン分泌調節作用があり、更年期や月経前後の精神的・身体的不快感を軽減させる。また、高血圧、高コレステロール、心臓血管障害などの血管の障害に対し効果がある。アレル

ギー性の喘息、かゆみを軽減する。アルコール負荷による肝機能低下にも用いる。皮膚再生促進作用があり、しわ、炎症を起こした肌に適用できる。他のベースオイルに10％位混ぜて使用する。

・**カロフィラムイノフィラム油**　～パルミチン酸、ステアリン酸、オレイン酸～
　マレーシアではテリハボク油とも呼ばれ、古くから瘢痕形成によく用いられた。妊婦、乳幼児、心臓病の人には使用しない。血管を保護し、血液の流動化を促進するため、静脈瘤や赤鼻等に使用できる。リンパ液のうっ帯やうっ血を除去する作用もある。また瘢痕形成と免疫力を強化・促進するため、皮膚疾患、水虫、帯状疱疹、じんましん、ニキビや歯肉炎に用いられる。
※3才未満、妊婦、抗凝血剤を使用中の人は注意を要する

・**ボリジ油**　～γ－リノレン酸、リノール酸～
　美しい花をつけるムラサキ科の植物。特性はローズヒップや月見草オイルと非常に類似している。γ－リノレン酸の含量は23％～27％と非常に高い。皮膚再生・老化予防作用があり、肌の弾性を回復し、なめらかさを増す。疲れた肌、乾燥肌、傷跡の治療に適する。他に月見草オイルと同様の特性を持つ。ベースオイルに20％程度混ぜて使用する。冷暗所に保管すること。

・**ローズヒップ油**　～リノール酸、γ－リノレン酸～
　皮膚細胞の再生作用、老化した細胞膜の再形成作用を有する。乾燥肌、皮膚の亀裂、肌の衰え、ニキビ肌（乾燥ニキビ）や化膿した肌に有効。また紅斑性肌、赤鼻、色素沈着した肌や静脈瘤にも適用できる。傷跡、火傷やケロイド後の瘢痕形成作用の他、肝機能回復作用や血液循環促進作用もあるため、肝臓のうっ帯除去や高血圧にも適用できる。

・**ホホバ油**　～ロウエステル～
　ホホバ潅木の実を圧搾して得たオイル。ロウエステルを多く含み酸化安定性に優れている。皮膚刺激が少ない。浸透性にすぐれ、どんな肌にも適する。

2. 浸出油

- **セントジョーンズ油　　〜ヒペリシン〜**
　セイヨウオトギリソウの花を植物油に浸して抽出したもの。精神安定作用がある為、"心を晴れやかにするオイル"として有名。更年期や生理前のうつ状態や不安症状等に用いると効果が期待できる。炎症を抑制、収斂して鎮痛する作用もある。血行不良、日焼け（アロエベラと併用）、火傷、神経痛にも用いる。塗布する場合光感作に注意。

- **カレンデュラ油　　〜各種ビタミン、ミネラル〜**
　マリーゴールドの花を植物油に浸して抽出したもの。皮膚再生を促す能力があるため、血行不良、日焼け、乾燥した肌に用いる。デリケートな肌やダメージスキンにも使用できるため、乳幼児にも用いる。月経困難症にも効果が期待できる。

- **アロエベラ油　　〜各種ビタミン、ミネラル〜**
　アロエの葉を植物油に浸し抽出したもの。血行を促進し、皮膚の保湿力を高めて、肌に張りを与え、若返らせる。乾燥肌、炎症を起こした肌、ひび割れ、疲れた肌への使用に適する。アレルギー肌にも使用できる。同量のオトギリソウ油と混ぜて、日焼け後のケアオイルにもなる。

- **アルニカ油（ウサギギク）**
　アルニカの花を植物油に浸して抽出したもの。血行を促進し、炎症を鎮める作用がある。背中や脚のスポーツマッサージに適している。リウマチ、筋肉痛、四肢の血行不良、筋肉の硬直に用いる。植物油と混ぜて使用すること。
※キク科アレルギーの人はパッチテストが必要！

3. 芳香蒸留水（ハーブウォーター）

● フェイスケアとして

芳香蒸留水は1日2回（朝と夜）、通常の化粧水のように使用します。芳香蒸留水でフェイスパックを作ることも可能です。

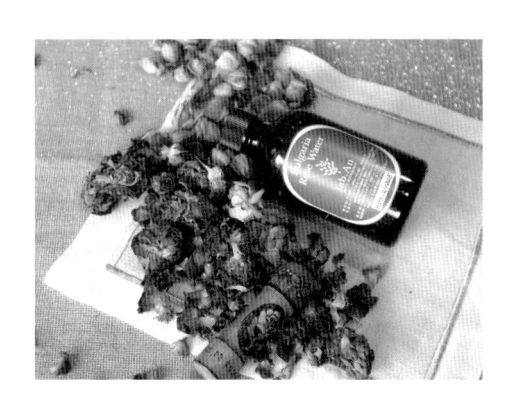

[美容]

ローマンカモマイル	敏感肌のカーマインローション
システ	全ての肌質の収れん、シワ予防
ラベンダー	全ての肌質用消毒に、傷跡に
ペパーミント	皮膚を爽やかにし、元気にする
ビターオレンジ・花（ネロリ）	敏感肌に特に優しい
ローズ	たいていの肌に合う。収斂、シワ予防に ※超敏感肌には前述したビターオレンジ・花を用いる
セージ	脂性肌、ニキビ肌の消毒

4. 基剤

An ウォーター（イオン活性水）	化粧水として使用するハーブウォーターの希釈水、肌へのなじみが好評です。
バスミルク	精油を入れて入浴する場合のアロマ専用乳化剤、精油と植物油だけのエモリエント効果で透明感とすべすべ肌を取り戻して。
未精製ミツロウ	未精製の純粋なミツロウが肌を保護してくれます。
カカオ脂	チョコレートに使われるカカオの香りでうっとりするクリームに、ミツロウと玄米胚芽油と共に。
アルギン酸ナトリウム	コンブの抽出物で汗ばんだ季節に使いやすいジェルタイプのアロマブレンドに使用。
モイスチャーオイル	植物油にヤシ油由来の乳化剤を配合。精油を加えてからアルギン酸と混合すると乳液になります。しっとりとした使用感が心地よい、アロマミルクローションの出来上がりです。

【巻末資料3】　品質の確かなものを使いましょう

　協会が講座で使用している精油、植物油、その他基剤は、フランスの薬局で調剤に使われる品質のものなど、厳密な基準をクリアしたものだけを使っています。それゆえに、レシピへの満足度を維持出来、たくさんの体験談を頂けていると思います。

　自分と大切な方々の健康のため、レシピの効果に多大な影響を持つ精油やその他材料の品質に、ぜひ注目しこだわってみて下さい。

【精油インデックス】

精油名　学名	
アンジェリカ(根) ANGELICA ARCHANGELICA	科名：セリ科　抽出部位：根　主な産地：ベルギー　特徴的成分：α - ピネン、α - フェランドレン、δ 3- カレン、アンジェリシン ・天使を意味するエンジェルが語源、ヨーロッパトウキ（当帰）とよばれ女性の循環促進に良いようです。 注意：外用の場合には光感作作用に注意
アトラスシダーウッド CEDRUS ATLANTICA	科名：マツ科　抽出部位：木部　主な産地：モロッコ　特徴的成分：α及びβ及びγ - ヒマカレン、アトラントン ・マツ樹脂の強い芳香が呼吸器系の強化と炎症予防に、脂肪分解作用もあるようです。 注意：乳幼児、子供、妊婦は使用不可
アルペンジュニパー JUNIPERUS COMMUNIS	科名：ヒノキ科　抽出部位：実付小枝　主な産地：フランス（コルシカ）特徴的成分：α及びβ - ピネン、酢酸α - テルピニル、サビネン ・鎮痛や炎症抑制に優れた作用を発揮します。
イランイラン EX CANANGA ODORATA	科名：バンレイシ科　抽出部位：花　主な産地：コモロ、マダガスカル　特徴的成分：ゲルマクレンD、安息香酸ベンジル ・濃厚で官能的な香り、人によっては馴染めない方も。柑橘にブレンドして意中の人の心に矢を放っては。
ウインターグリーン GAULTHERIA FRAGRANTISSIMA	科名：ツツジ科　抽出部位：全草　主な産地：ネパール　特徴的成分：サリチル酸メチル ・湿布薬の強い香り、筋肉や関節痛、炎症抑制等のブレンドに使用します。
オポポナックス COMMIPHORA ERYTHRAEA	科名：カンラン科　抽出部位：ゴム樹脂　主な産地：ソマリア　特徴的成分：α - サンタレン、オシメン、α - ビザボレン ・関節の炎症抑制や鎮痛ブレンドに少量使用。
キャロットシード DAUCUS CAROTA	科名：セリ科　抽出部位：種子　主な産地：フランス　特徴的成分：カロトール、ダウセン、ダウコール ・内臓機能向上と精神の強化に使用、美容ではアンチエイジングブレンドで若さを取り戻して。
グランドカモマイル CHYSANTHEMUM PARTHENIUM	科名：キク科　抽出部位：花付全草、主な産地：フランス　特徴的成分：カンファー、酢酸クリサンテニル、カンフェン、酢酸ボルニル ・痙攣を伴った強い痛みの緩和ブレンドに少量使用。 注意：乳幼児、子供、妊婦は使用不可
クラリーセージ SALVIA SCLAREA	科名：シソ科　抽出部位：乾いた花付草　主な産地：フランス　特徴的成分：酢酸リナリル、スクラレオール、リナロール、ゲルマクレンD ・女性に欠かせない精油、生理痛を和らげるブレンドにマジョラム、ラベンダー等と共に。 注意：妊婦及びホルモン依存型による諸症状は使用不可
クルクマ CURCUMA LONGA	科名：ショウガ科　抽出部位：根茎　主な産地：インド　特徴的成分：ツルメロン、クルクメン、ジンギベレン ・嗅覚を通じて脳の活性化に役立つ精油、消化器系の強化にも使われます。 注意：乳幼児、子供、妊婦は使用不可

精油インデックス

グレープフルーツ（果皮） CITRUS PARADISI	科名：ミカン科　抽出部位：果皮　主な産地：アメリカ（フロリダ） 特徴的成分：リモネン、デカナール ・リンパ系を刺激して体内水分のドレナージュに役立てましょう。利尿作用もあります。 注意：皮膚に塗布する場合、皮膚刺激、光感作作用に注意
クローブ EUGENIA CARYOPHYLLATA	科名：フトモモ科　抽出部位：花蕾　主な産地：マダガスカル　特徴的成分：オイゲノール、酢酸オイゲニル ・強い漢方薬の香り、抗菌作用に優れています。 注意：塗布する場合皮膚刺激に注意
コパイバ COPAIFERA OFFICINALIS	科名：マメ科　主な産地：インドネシア　特徴的成分：β-カリオフィレン、α-フムレン ・炎症抑制や鎮痛ブレンドに使用する補佐的な精油で期待する効果を高めてくれます。
シベリアモミ ABIES SIBIRICA	科名：マツ科　抽出部位：針葉と若い小枝　主な産地：ロシア　特徴的成分：酢酸ボルニル、カンフェン ・氷土に育つ樹木の凛とした香りが呼吸するたびに深く浸み込むようです。室内の空気浄化に役立ちます。
ジュニパーベリー JUNIPERUS COMMUNIS	科名：ヒノキ科　抽出部位：実　主な産地：アルバニア　特徴的成分：α-ピネン、4-テルピネオール、サビネン、β-ミルセン、ゲルマクレンD ・ジンの香り付けにも使われる実、疲れきった心身の浄化・解毒と再生に優れた精油です。
ジャーマンカモマイル MATRICARIA RECUTITA	科名：キク科　抽出部位：花付草　主な産地：フランス　特徴的成分：α-ファルネセン、カマズレン、ビサボロールオキサイド ・神経の鎮静と皮膚アレルギー緩和に使用、ミツロウクリームに入れて敏感肌、傷ついた肌にとても効果的。
ジャスミン JASMINUM GRANDIFLORUM	科名：モクセイ科　抽出部位：花　主な産地：エジプト　特徴的成分：ジャスモン、ファルネソール ・女性らしさを際立たせる優雅な香り、自分の存在感と個性をアピールします。 注意：有機溶媒抽出のためメディカルアロマテラピーには使用不可
ゼラニウムブルボン PELARGONIUM ASPERUM	科名：フウロソウ科　抽出部位：草　主な産地：マダガスカル　特徴的成分：シトロネロール、ゲラニオール、イソメントン、蟻酸シトロネリル、リナロール ・ゼラニウムの暖かで包み込むような香りは美容のレシピには欠かせません、昆虫忌避作用もあります。
タラゴン ARTEMISIA DRACUNCULUS	科名：キク科　抽出部位：花付草　主な産地：フランス　特徴的成分：メチルカビコール ・消化器系の炎症抑制と機能を高め身体の中から体質を強化しましょう。
タイムリナロール THYMUS VULGARIS linalol	科名：シソ科　抽出部位：花付草　主な産地：フランス　特徴的成分：リナロール、酢酸リナリル、4-テルピネオール ・タイムのケモタイプでは一番優しい香り。体質を強化し繰り返すトラブルに打ち勝ちましょう。
タイムチモール THYMUS VULGARIS thymol	科名：シソ科　抽出部位：花付草　主な産地：フランス　特徴的成分：チモール、パラシメン、γ-テルピネン ・強い抗菌作用で感染予防と免疫力を高め体質の強化に役立てます。 注意：乳幼児・子供は使用不可／皮膚刺激に注意

タイムツヤノール THYMUS VULGARIS thuyanol	科名：シソ科　抽出部位：花付草　主な産地：フランス　特徴的成分：トランスツヤン-4-オール、サビネン、シスツヤン-4-オール ・心にしみ込むような香りが自律神経のバランスを整えてくれます。
タイムゲラニオール THYMUS VULGARIS géraniol	科名：シソ科　抽出部位：花付草　主な産地：フランス　特徴的成分：酢酸ゲラニル、ゲラニオール、β-カリオフィレン、リナロール ・弱った気持ちを強化し心身のストレス回復ブレンドに効果的。
タイムカルバクロール THYMUS VULGARIS carvacrol	科名：シソ科　抽出部位：花付草　主な産地：フランス　特徴的成分：カルバクロール、チモール、パラシメン ・疲労感や関節痛の緩和ブレンドに少量使用。 注意：皮膚刺激に注意／乳幼児・子供は使用不可
ディル ANETHUM GRAVEOLENS	科名：セリ科　抽出部位：全草　主な産地：ハンガリー　特徴的成分：エポキシメンタン、α-フェランドレン、d-カルボン ・消化機能と肝臓の機能を高め利尿や痙攣抑制させる内臓強化のブレンドに使用。 注意：乳幼児、妊婦は使用不可
ティートリー MELALEUCA ALTERNIFOLIA	科名：フトモモ科　抽出部位：葉付小枝　主な産地：オーストラリア　特徴的成分：4-テルピネオール、γ-テルピネン ・抗菌作用の優れもの、口内炎、ニキビ、水虫、洗濯機の防カビなど守備範囲の広い1本です。
ニアウリ MELALEUCA QUINQUENERVIA	科名：フトモモ科　抽出部位：葉付小枝　主な産地：マダガスカル（限定）　特徴的成分：1.8-シネオール、ビリジフロロール ・フランスでは近年、免疫力を高める精油として注目を浴びています。
ネロリ CITRUS AURANTIUM	科名：ミカン科　抽出部位：花　主な産地：モロッコ　特徴的成分：リナロール、ネロリドール、ファルネソール ・ネロリの高貴な香りが不安や心配事を消し去ってくれ平常心を取り戻せます。天然の精神安定剤のように。
バージニアンシダーウッド JUNIPERUS VIRGINIANA	科名：ヒノキ科　抽出部位：木部　主な産地：アメリカ　特徴的成分：α-セドレン、セドロール、ツヨプセン ・体液の循環促進ブレンドに加えたい精油、ドレナージュ効果で浮腫みの予防に。
バジル OCIMUM BASILICUM	科名：シソ科　抽出部位：葉　主な産地：ベトナム　特徴的成分：メチルカビコール ・緊張やストレスからくる胃腸の不調に役立ちます。
バジルオイゲノール OCIMUM GRATISSIMUM	科名：シソ科　抽出部位：葉　主な産地：ベトナム　特徴的成分：オイゲノール、α-テルピネオール ・クローブと同じ主要成分オイゲノールの強い殺菌作用と痙攣抑制作用に優れています。 注意：皮膚刺激に注意
パチュリー POGOSTEMON CABLIN	科名：シソ科　抽出部位：葉　主な産地：インドネシア　特徴的成分：パチュロール、α及びδ-グアイエン、α及びβ-パチュレン、α-ブルネセン ・傷跡の皮膚細胞再生促進に優れ炎症抑制と体液循環の促進に使用。香水のベースノートにも。
パルマローザ CYMBOPOGON MARTINII	科名：イネ科　抽出部位：草　主な産地：インド　特徴的成分：ゲラニオール、蟻酸ゲラニル、酢酸ゲラニル、リナロール ・リンパ液など体液循環促進に使用、温かみのある香りです。ボディトリートメントにブレンドしましょう。

精油インデックス

ビターオレンジ果皮 CITRUS AURANTIUM	科名：ミカン科　抽出部位：果皮　主な産地：イタリア　特徴的成分：リモネン、β-ミルセン、β-ピネン、オクタナール ・少しほろ苦さのあるオレンジの香りが神経を休ませてくれ、頭皮の循環促進でヘアケアに使いたい精油。 注意：皮膚に塗布する場合、皮膚刺激、光感作作用に注意
ビターオレンジ葉 CITRUS AURANTIUM	科名：ミカン科　抽出部位：葉　主な産地：パラグアイ　特徴的成分：酢酸リナリル、リナロール ・ラベンダーの香りが苦手な方の鎮静ブレンドに。ほろ苦くスモーキーな香りが女性の孤独感を癒します。
フェンネル FOENICULUM VULGARE	科名：セリ科　抽出部位：種子　主な産地：フランス　特徴的成分：トランスアネトール、メチルカビコール、リモネン ・古くから使われてるスパイス、ウイキョウとも呼ばれ胃腸薬の有効成分。 注意：乳幼児、子供、妊婦及びホルモン依存型の諸症状には使用不可
フランキンセンス（乳香） BOSWELLIA CARTERII	科名：カンラン科　抽出部位：ゴム樹脂　主な産地：ソマリア　特徴的成分：α-ツエン、α-ピネン、β-ミルセン、サビネン ・神秘的な香りは瞑想ブレンドで心のバランスを整えます。皮膚の再生促進効果で美肌効果もあるようです。
ブラックスプルース PICEA MARIANA	科名：マツ科　抽出部位：針葉と若い小枝　主な産地：カナダ　特徴的成分：酢酸ボルニル、カンフェン、α-ピネン、δ3-カレン ・疲労回復作用に優れ、呼吸器の感染予防にも効果的、バスミルクの入浴用ブレンドで明日の活力を。
ペパーミント MENTHA PIPERITA	科名：シソ科　抽出部位：花付草　主な産地：フランス 特徴的成分：メントール、メントン、イソメントン、1.8-シネオール、ピペリントン、酢酸メンチル ・ペパーミントの純粋な精油のキリッと香りが全身の力を目覚めさせてくれます。 注意：乳幼児には使用不可。子供、妊婦に使用するときは十分に注意
ヘリクリサムイタリカム HELICHRYSUM ITALICUM	科名：キク科　抽出部位：花付草　主な産地：フランス（コルシカ限定） 特徴的成分：ジオン、酢酸ネリル、プロピオン酸ネリル ・抗凝血、瘢痕形成、循環促進の優れもの、アロマの救急箱には必須の精油です。
ベルガモット CITRUS BERGAMIA	科名：ミカン科　抽出部位：果皮　特徴的成分：リモネン、酢酸リナリル、リナロール、ベルガプテン ・柑橘のとても奥行きのある香り、自律神経のバランスを整える作用。アールグレイの香り付けにも使われます。 注意：皮膚に塗布する場合、皮膚刺激、光感作作用に注意
ベルガモットミント MENTHA CITRATA	科名：シソ科　抽出部位：花付草　主な産地：インド　特徴的成分：酢酸リナリル、リナロール　メントール、α-テルピネオール ・ベルガモットの香りの優しいミント、心地よい香りがデオドラント作用を発揮します。
ベンゾイン（安息香） STYRAX TONKINENSIS	科名：エゴノキ科　抽出部位：樹脂　主な産地：ラオス　特徴的成分：安息香酸、安息香酸ベンジル ・バニラの香りがストレスを和らげてくれます。乾燥でひび割れた皮膚のケアにも効果的です。

精油インデックス

ベンゾイン（安息香） STYRAX TONKINENSIS	科名：エゴノキ科　抽出部位：樹脂　主な産地：ラオス　特徴的成分：安息香酸、安息香酸ベンジル ・バニラの香りがストレスを和らげてくれます。乾燥でひび割れた皮膚のケアにも効果的です。
マウンテンセボリー SATUREJA MONTANA	科名：シソ科　抽出部位：花付草　主な産地：フランス　特徴的成分：カルバクロール、パラシメン、チモール、β-ビサボレン ・強い抗菌作用と体質強化に優れた精油、ブレンドする場合には少量で短期間の使用。 注意：皮膚刺激に注意。最少量を短期間で使用。
マジョラム ORIGANUM MAJORANA	科名：シソ科　抽出部位：花付草　主な産地：エジプト　特徴的成分：4-テルピネオール、α及びγ-テルピネン、シスツヤン-4-オール ・あらゆる痛みの緩和ブレンドに加えたい精油、自律神経のバランスを整え循環促進を良くし冷え性にも。
マートル　グリーン MYRTUS COMMUNIS	科名：フトモモ科　抽出部位：葉　主な産地：フランス（コルシカ限定）　特徴的成分：1.8-シネオール、α-ピネン ・咳を鎮めて呼吸器系のうっ滞の緩和ブレンドに使用。
マンダリン果皮 CITRUS RETICULATA	科名：ミカン科　抽出部位：果皮　特徴的成分：リモネン、γ-テルピネン ・リフレッシュ作用と共に鎮静作用にも効果的、ラベンダーと共に子供のイライラも静めてくれます。 注意：皮膚に塗布する場合、皮膚刺激、光感作作用に注意
ミルラ（没薬） COMMIPHORA MYRRHA または COMMIPHORA MOLMOL	科名：カンラン科　抽出部位：ゴム樹脂　主な産地：ソマリア　特徴的成分：フラノイデスマジエン、クルゼレン、リンデストレン ・癒傷作用に優れ口内炎や皮膚の擦り傷の回復を促進してくれます。
ヤロー ACHILLEA MILLEFOLIUM	科名：キク科　抽出部位：花付草　主な産地：ハンガリー　特徴的成分：カマズレン、1.8-シネオール、カンファー ・古代ギリシャでは戦いから身を守るハーブとして使われた。心身の癒しのブレンドに。 注意：乳幼児、子供、妊婦は使用不可
ユーカリシトリオドラ EUCALYPTUS CITRIODORA	科名：フトモモ科　抽出部位：葉付小枝　主な産地：ブラジル　特徴的成分：シトロネラール、シトロネロール、酢酸シトロネリル ・リウマチ・関節炎などの鎮痛ブレンドに使いたい精油、レモンユーカリとも言われ神経の鎮静作用にも。
ユーカリラジアタ EUCALYPTUS RADIATA	科名：フトモモ科　抽出部位：若い葉付小枝　主な産地：オーストラリア　特徴的成分：1.8-シネオール、α-テルピネオール ・鼻の粘膜の炎症を和らげてくれる呼吸器系ブレンドに必ず加えたい精油。フレッシュな香りで鼻づまりを楽に。
ヨーロッパアカマツ PINUS SYLVESTRIS	科名：マツ科　抽出部位：若芽と針葉　主な産地：オーストリア　特徴的成分：α及びβ-ピネン、ミルセン、δ3-カレン、リモネン ・空気の清浄や神経強壮にデフューザーで部屋に拡散します。
ラヴィンサラ CINNAMOMUM CAMPHORA cinéole	科名：クスノキ科　抽出部位：葉　主な産地：マダガスカル（限定）　特徴的成分 1.8-シネオール、α-テルピネオール ・疲労感を和らげる作用に優れています。あらゆる痛みやコリの緩和ブレンドに加えたい精油です。

精油インデックス

ラバンジン LAVANDULA HYBRIDA	科名：シソ科　抽出部位：花付草　主な産地：フランス（限定）　特徴的成分：酢酸リナリル、リナロール ・筋肉の疲れをほぐすブレンドによく使用されます。ローズマリーシネオールやウインターグリーンと共に。
ラベンダーアングスティフォリア LAVANDULA ANGUSTIFOLIA	科名：シソ科　抽出部位：花付草　主な産地：フランス（限定）　特徴的成分：酢酸リナリル、リナロール ・生理痛からヤケド、切り傷、虫刺され、安眠などこれ1本でかなり助かります。美容にも万能です。
野生ラベンダー LAVANDULA VERA	科名：シソ科　抽出部位：花　主な産地：フランス（限定）　特徴的成分：酢酸リナリル、リナロール、オシメン、酢酸ラバンデュリル、β-カリオフィレン ・野生ラベンダーはほんとうに貴重な精油。プロバンスの大地のエネルギーに満ちている深い香りが特徴です。
ラベンダースピカ LAVANDULA LATIFOLIA または LAVANDULA SPICA	科名：シソ科　抽出部位：花付草　主な産地：フランス　特徴的成分：1.8-シネオール、カンファー、リナロール、ラバンデュロール ・抗真菌や抗感染作用の強いラベンダーの仲間。 注意：乳幼児、子供、妊婦は使用不可
レモン CITRUS LIMONUM	科名：ミカン科　抽出部位：果皮　主な産地：イタリア　特徴的成分：リモネン、β-ピネン、γ-テルピネン、ゲラニアール、ネラール ・レモンの爽やかな香りは清潔さの代表、純粋な精油は抗菌作用の優れもので海外に持参したい一本です。 注意：皮膚に塗布する場合、皮膚刺激、光感作作用に注意
レモングラス CYMBOPOGOM CITRATUS	科名：イネ科　抽出部位：草　主な産地：ガテマラ　特徴的成分：ゲラニアール、ネラール ・消化器系の強化と循環促進ブレンドに使用。昆虫忌避作用もあります。
レモンバーム MELISSA OFFICINALIS	科名：シソ科　抽出部位：花を付けない全草　主な産地：フランス　特徴的成分：ゲラニアール、ネラール、β-カリオフィレン、ゲルマクレンD、カジネン ・澄み切った青空を漂うような爽やかな香りで、ショックを受けた心のダメージの回復を早めてくれます。
レモンバーベナ LIPPIA CITRIODORA	科名：クマツヅラ科　抽出部位：葉　主な産地：モロッコ　特徴的成分：ゲラニアール、ネラール、リモネン、ゲルマクレンD ・爽やかでスーッと伸びのある香りが心地よく脳に届くようです。不安感による胃腸のトラブルに効果的。
ローズウッド ANIBA ROSAEODORA	科名：クスノキ科　抽出部位：木部　主な産地：ブラジル　特徴的成分：リナロール、α-テルピネオール ・暖かい木の香りは女性にも好まれています。美容のレシピやデオドラントスプレーにもブレンドします。
ローズ　ダマスケナ ROSA DAMASCENA	科名：バラ科　抽出部位：花　主な産地：ブルガリア　特徴的成分：シトロネロール、ゲラニオール、ネロール、メチルオイゲノール ・女性の心身強壮に使えるパーフェクトな精油、丹田にエネルギーをたくわえ精神力もアップさせて。
ローズマリーカンファー ROSMARINUS OFFICINALIS camphre	科名：シソ科　抽出部位：花付草　主な産地：フランス（限定）　特徴的成分：カンファー、1.8-シネオール、酢酸ボルニル、ベルベノン ・筋肉や全身の強壮作用と鎮痛作用のブレンドに使用するカンファー成分の多いローズマリーです。 注意：乳幼児・子供・妊婦は使用不可

精油インデックス

ローズマリーシネオール ROSMARINUS OFFICINALIS cinéole	科名：シソ科　抽出部位：花付草と小枝　主な産地：モロッコ　特徴的成分：1.8-シネオール ・身体の循環を促進し筋肉の疲れや全身に活力を与えたいブレンドに役立ちます。記憶力の向上にも。	
ローズマリーベルベノン ROSMARINUS OFFICINALIS verbenone	科名：シソ科　抽出部位：花付草　主な産地：フランス（コルシカ限定）特徴的成分：酢酸ボルニル、ベルベノン、α-ピネン ・肝機能や消化器系に働きかけ心身の強壮作用と抗ウツ作用にも優れています。 注意：乳幼児・子供・妊婦は使用不可	
ローマンカモマイル CHAMAEMELUM NOBILE	科名：キク科　抽出部位：花付草　主な産地：フランス　特徴的成分：アンゲリカ酸イソブチル、アンゲリカ酸イソアミル、アンゲリカ酸メタリル ・透明感のある甘くてとても優しい香りが心のコリをほぐしてくれます。心身の疲れを取るブレンドに加えましょう。	
ローリエ LAURUS NOBILIS	科名：クスノキ科　抽出部位：葉　主な産地：モロッコ　特徴的成分：1.8-シネオール、酢酸α-テルピニル、リナロール、オイゲノール ・月桂樹の王冠は頭脳明晰の証、不死の木とされ、抗老化ブレンドに効果的な精油の一つです。	

≪参考文献一覧≫

- 「パリセミナーテキスト」、日仏フィト・アロマテラピー協会編、2000～2010年
- 「特別養成講座テキスト」、日仏フィト・アロマテラピー協会編
- 「メディカルアロマテラピーテキスト」、日仏フィト・アロマテラピー協会編
- 「1・2級検定テキスト」、日仏フィト・アロマテラピー協会編
- 「精油ガイドブック134」、日仏フィト・アロマテラピー協会編
- 「マダムわかこの使えるアロマレシピ」、若子あや子著、KTC中央出版
- 「薬用ハーブの機能研究　45のメディカルハーブの成分と機能性最新レポート」、健康産業新聞社「ハーブ」プロジェクトチーム編集、健康産業新聞社
- 「メッセゲ氏の薬草療法」、モーリス・メッセゲ著、田中孝治監修、高山林太郎訳、自然の友社
- 「地球自然ハンドブック　完璧版　ハーブの写真図鑑　オールカラー世界のハーブ700」、レスリー・ブレムネス著、高橋良孝監修、株式会社日本ヴォーグ社
- 「ハーブティ図鑑」、板倉弘重監修、主婦の友社
- 「VIEUX REMÈDES de PROVENCE」、Magali Amir, Editions OUEST-FRANCE
- 「les Plantes médicinales」, Sélection du Reader's Digest

≪ハーブイラスト≫

前田早苗

≪人物イラスト≫

岩本真帆

≪商品写真撮影協力≫

ラボアン Lab. An　[HP] http://laban.jp/　[E-mail] info@laban.jp

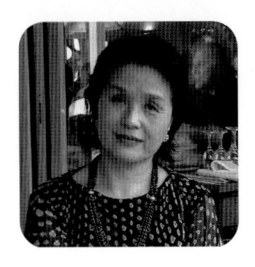

著者略歴：若子 あや子（わかこ あやこ）

J.F.A.A日仏フィト・アロマテラピー協会代表。10年以上、年に数回フランスと日本を行き来し、フィト・アロマテラピー分野での情報交換を行っています。

2000年より毎年行われているパリセミナーでは、日本およびフランスの受講生たちが最新のフィト・アロマテラピーを学べるよう、これまでに29人のフランス人医師らプロフェッショナルを講師として招きました。

何事にも徹底的にこだわる性格のため、アラン・マルチノー氏と共に日仏フィト・アロマテラピー協会パリ支部を設立し、正しく安全なフィト・アロマテラピーの教育・普及に邁進しています。

ヨーロッパ滞在時は地元のマルシェを訪れ、有機農法の野菜やハーブを使ってシンプルな食事を楽しんでいます。また日本においても安全な食生活を実践し、受講生たちにも指導しています。

不安脱出のためのフィト・アロマテラピー
ハーブとアロマでフランス式セルフコントロール

2011年5月28日　初版発行

著　　　者　若子 あや子
発行／発売　創英社／三省堂書店
　　　　　　東京都千代田区神田神保町1-1
　　　　　　Tel. 03-3291-2295
　　　　　　Fax.03-3292-7687
印刷／製本　日本印刷株式会社

©Ayako Wakako 2011　　不許複製　　Printed in Japan

乱丁、落丁はお取り替えいたします。
定価は表紙に表示してあります。

ISBN978-4-88142-517-6 C2077　　￥1600E